LES MÉTHODES DE DÉTOXIFICATION DE L'ORGANISME

CE QUE LES MÉDECINS NE VOUS DIRONT JAMAIS

Gaston Maurice

Copyright
ISBN-13 : 978-1729716748

SOMMAIRE

Avertissement   Page 1

Introduction   Page 2

CHAPITRE 1 Hydrothérapie du colon Page 5

Définition
Historique
Méthodes
Hydrothérapie du côlon en salle
Hydrothérapie du côlon à la maison
  1 – Achat d'un matériel
  2 – A l'aide d'un bock à lavement
Comment faire le lavement intestinal maison: La Pratique
Fréquence des lavements
Entretien du Kit de lavement
Bienfaits
Quelques exemples de lavement et leurs vertus
  1 - Lavement à l'eau simple sans aucun ajout
  2 - Lavement au Café
    Comment faire un lavement au café
  3 - Lavement à l'urine

Contre-Indications
En résumé

CHAPITRE 2   Nettoyage du foie   Page 39

Le foie: Qu'est-ce que c'est?
Les crises de foie
Les causes du dysfonctionnement du foie
Histoire du nettoyage du foie
Quelques témoignages du nettoyage de foie d'après le Protocole d'Andréas Moritz
Le protocole d'Andréas Moritz
Autres pratiques simples et naturelles à adopter
Contre-indications du nettoyage du foie
Signes présageant de la présence de calculs dans le foie
Des questions légitimes qu'on se pose avant de se lancer
En résumé

CHAPITRE 3   Bains dérivatifs   Page 64

La détoxication de l'organisme, incontournable pour la santé: une autre méthode
Bains dérivatifs, qu'est-ce que c'est?
Les bienfaits du bain dérivatif
Quelques témoignages
En pratique
    Le matériel à apprêter et Comment les bains dérivatifs se font
    Les poches de gel Yokool ou la méthode D: comment ça se passe

    Quand et à quelle fréquence
    Contre-indications
    Réactions possibles

CHAPITRE 4   Urinothérapie   Page 76

L'urinothérapie, qu'est-ce c'est?
Les différentes utilisations possibles
    Le jeûne à l'urine
    Le gargarisme
    L'embellissement de la peau
    Hydrothérapie à l'urine
    A quelle fréquence faire ces séances de lavement à l'urine
    D'autres pratiques
Les bienfaits attendus
Réactions souvent observées au cours de la thérapie à l'urine
Mysticisme : l'urine pour éloigner les mauvais esprits
Quelques témoignages
Une pratique controversée: Que disent les anti-urinothérapies ?
En résumé

CHAPITRE 5   Le Jeûne thérapeutique   Page 101

Les bienfaits du jeûne pour l'organisme
Des questions légitimes à se poser avant de se lancer
Les risques du jeûne thérapeutique
Se préparer à jeûner
En résumé

CHAPITRE 6 Alimentation et Exercices physiques
Page 110

Avertissement

En aucun cas, les informations, conseils, méthodes et pratiques proposés dans ce livre ne seront susceptibles de se substituer à une consultation ou un diagnostic formulé par un médecin ou un professionnel de santé, seuls en mesure d'évaluer adéquatement votre état de santé.

Nous ne vous faisons part que de nos expériences, pratiques personnelles et de nos recherches faites sur plusieurs années. Nous vous conseillons donc toujours d'échanger avec votre médecin, votre thérapeute ou votre naturothérapeute avant d'adopter telle ou telle pratique que nous exposons dans ce livre.

INTRODUCTION

« J'aimerais que chacun comprenne qu'il ne peut compter que sur lui-même, qu'il est responsable de sa personne, que le corps dont il dispose doit être géré comme n'importe quel autre bien. »

Doctoresse Catherine Kousmine

Lorsque l'on décide de prendre soin de son corps et d'adopter un mode de vie plus sain, on pense souvent à manger plus de fruits et de légumes ou encore à faire davantage d'exercice physique, mais on oublie souvent de soigner aussi l'intérieur de son organisme.

Le plus souvent cette décision se prend vers la trentaine pour les personnes précoces et pour la plupart vers la quarantaine. Toutefois certaines personnes prennent cette décision un peu plus tard. L'essentiel sera de toute façon de finir par la prendre.

Prendre donc soin de son corps et adopter un mode vie plus sain en modifiant son alimentation (fini les hamburgers et frites accompagnés de Coca-Cola, les pâtisseries, les glaces et chocolat et que sais-je ?etc.) et en faisant régulièrement des exercices physiques est déjà très appréciable et mérite d'être applaudi et encouragé.

Les personnes qui ont l'immense chance d'avoir ce livre entre les mains vont bientôt apprendre que la décision combien méritante de prendre soin de son corps et de son organisme ira au-delà de manger des fruits et faire des exercices et consistera à prendre également et je dirai même primordialement soin de l'intérieur de son corps.

C'est ainsi que nous verrons quelques soins extraordinaires à adopter et que la médecine conventionnelle ne vous dira jamais. Quant à l'industrie pharmaceutique, elle considère ces méthodes comme éminemment dangereux pour la santé humaine, et certainement pour ses propres finances.

La connaissance de ces importantes méthodes de santé dévoilées dans ce livre devrait faire partie d'un programme d'éducation de santé publique. Alors que de nos jours se développent les maladies chroniques et graves pour lesquelles la médecine classique est parfois incapable de traiter ou propose le plus souvent des soins médicamenteux fort coûteux pour tous, et dont les effets secondaires sont nuisibles pour les malades, les méthodes ici étudiées peuvent être d'une très grande utilité.

Des milliers de témoignages que nous avons reçus des personnes ayant adoptées ces méthodes comme soins préventifs ou parfois curatifs sont éloquentes.

Nous ne pourrons que vous recommander ou conseiller ces méthodes de santé qui ont de toute façon toujours existé et que la médecine conventionnelle et l'industrie pharmaceutique tentent de ne pas reconnaître ou de décourager.

Nous n'avons absolument rien contre la médecine conventionnelle. Nous voudrions tout simplement qu'elle reconnaisse qu'il y a également des méthodes alternatives de santé qui pourront aider la population surtout des régions défavorisées de la planète.

CHAPITRE 1

HYDROTHÉRAPIE DU CÔLON

«Le mauvais fonctionnement de l'intestin est le précurseur de beaucoup de maladies, en particulier en ce qui concerne les maladies chroniques. Le rétablissement physiologique de l'élimination intestinale est souvent le bienfait le plus important qui doit être réalisé avant le rétablissement éventuel de la santé en général.»

Dr Waddington

Notre système digestif, et plus particulièrement sa dernière partie, le gros intestin (aussi appelé côlon), peut être encrassé par des années de malbouffe ou simplement par les toxines auxquelles nous sommes tous exposés au quotidien, voire par un transit plus que paresseux qui laisse derrière lui de nombreuses matières stagnantes…

C'est la raison pour laquelle l'hydrothérapie ou le lavement du côlon est souvent pratiqué par certaines personnes, pour nettoyer en profondeur l'intégralité de leur intestin.

Vous aussi, vous n'en pouvez plus de votre constipation et/ou de vos ballonnements et vous avez épuisé toutes les méthodes diététiques pour les soigner, en vain ! Ou bien vous souhaitez, tout simplement, laver votre corps pour vous sentir plus léger et plus propre et avoir davantage d'énergie?

Quelle que soit votre motivation (et sous réserve que vous en ayez parlé à votre médecin), on ne peut que vous féliciter de vous lancer dans cette voie naturelle d'élimination !
Après vous avoir présenté et vous avoir fait part de notre expérience de l'hydrothérapie du côlon, nous allons vous donner notre avis sur le lavement intestinal et allons vous raconter comment faire un lavement intestinal simple, à domicile.

Définition

Connu sous plusieurs dénominations : l'hydrothérapie, le lavement intestinal, l'irrigation ou encore lavement du côlon, est un procédé par lequel on injecte un liquide dans son côlon, en passant par le rectum (c'est-à-dire par l'anus). Le liquide peut être de l'eau minérale chauffée à la température de votre corps (37 degrés environ), mais aussi parfois des préparations à base de plantes ou du café.

L'objectif d'une telle irrigation du côlon est de décoller les déchets qui stagnent dans votre côlon, grâce au passage de l'eau, puis de les emporter vers la sortie lorsque l'eau est évacuée.
En effet, dernière partie de votre système digestif, le gros intestin est le réceptacle des résidus de votre alimentation qui, mélangés à l'eau, vont créer des selles évacuées par votre rectum.

Mais votre intestin contient plus que les déchets de vos repas, il est aussi chargés en toxines et autres métaux lourds, provenant des pesticides que nous ingérons au quotidien ou encore des médicaments, mais aussi de parasites, comme par exemple des vers, beaucoup plus fréquents qu'on ne le pense ...!

L'hydrothérapie consiste donc à injecter délicatement de l'eau dans le côlon par le rectum.

Maintenu à l'intérieur du côlon, le liquide déloge ce qui s'y trouve (selles, mucus, toxines, etc.) jusque dans les moindres replis.

Si l'opération est faite en cabine par un praticien, il effectue des bains successifs à des températures pouvant varier de 25 à 41 °C suivant les objectifs qu'il s'est fixé tout en exerçant des massages de l'abdomen. En cabine, tout se fait en circuit fermé, le processus est complètement **inodore et indolore**.

Toutefois l'hydrothérapie peut être faite à domicile.
Il existe de nos jours des appareils électroniques pour une utilisation familiale, ou simplement des bocks à lavement pour une utilisation individuelle.

Un côlon en mauvais état empoisonne tout l'organisme par un effet réflexe. Comme mesure de prévention, l'hydrothérapie du côlon permet de conserver la santé car elle est un bon moyen de supprimer la cause de nombreuses maladies.

L'hydrothérapie du côlon s'adresse à tout le monde, aussi bien aux personnes biens portantes comme aux personnes malades.
L'hydrothérapie est une pratique d'hygiène de vie.

Historique

Pratiqué depuis la nuit des temps, de la civilisation Egyptienne en passant par l'Afrique occidentale, l'Europe et les États unis, l'hydrothérapie du côlon avait connu ses heures de gloire.

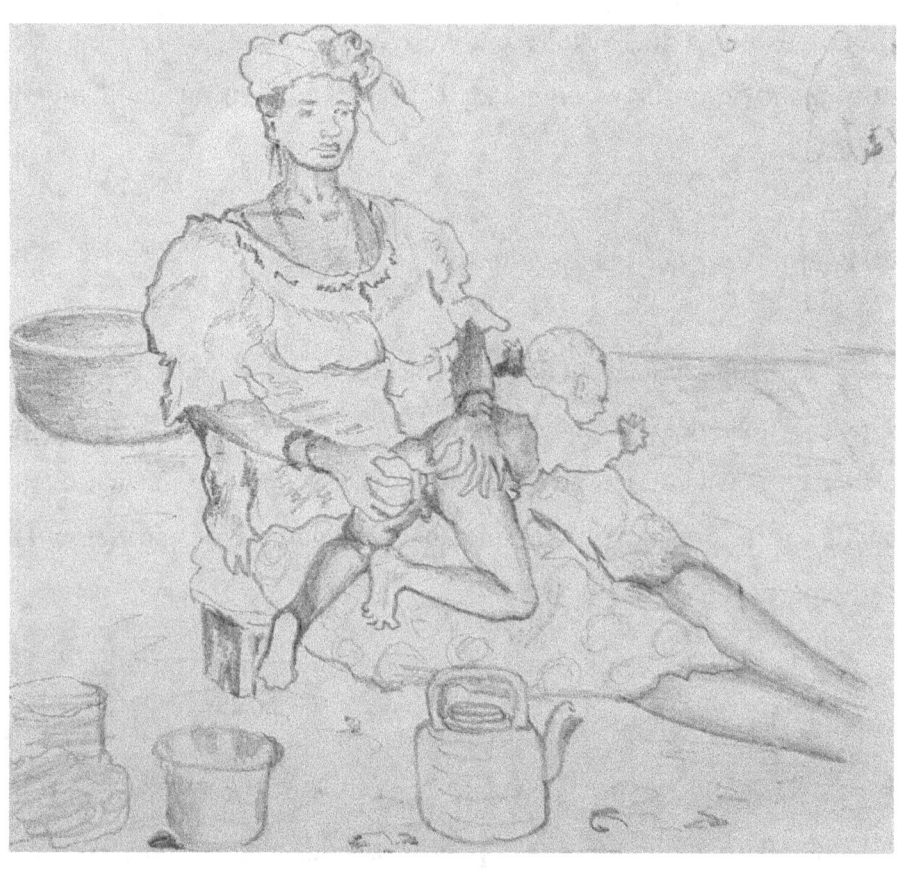

Lavement pratiqué depuis très longtemps en Afrique Occidentale pour les bébés

De grands noms de l'histoire ont été recensé comme des adeptes de cette méthode qu'ils recommandaient aussi bien en préventif qu'en curatif.

Et, pour ne citer que quelques-uns,

1 - Hippocrate (IVème et Vème siècles av. JC) recommandait, à cette époque déjà les lavements pour soigner la fièvre. Il expliquait même en détail la façon de faire le lavement du côlon, et indiquait quelles infusions de plantes médicinales ajouter à l'eau selon la pathologie.

2 - Galien (IIème siècle après JC) était un grand partisan de la pratique des lavements.

3 - À la fin du XVIIIème siècle les médecins Sigmund et Johann Hanh défendirent les pratiques hydrothérapiques, comme moyen préventif, et aussi comme traitement thérapeutique de différentes maladies. La technique la plus utilisée par les médecins en cette époque était les lavements.

4 - Au début du 20eme siècle, le docteur Jonh H. Kellog administra la thérapie de l'hygiène du côlon à plus de 40.000 patients selon les statistiques, et plus tard il publia dans le journal de l'Association Américaine de Médecins qu'il n'avait pas besoin de

recourir à la chirurgie dans le cas de maladies gastro-intestinales de ses patients, parce que selon lui l'hydrothérapie du côlon avait été fort efficace.

5 - La médecine chinoise conseillait le lavement intestinal additionné de décoction de plantes.

Au milieu et vers la fin des années 1900, les Docteurs Catherine Kousmine et Norman Walker ont été les personnes ressources qui ont remis au goût du jour la pratique de lavement du côlon et je recommande vivement de lire leurs livres le nettoyage du côlon.

L'histoire du nettoyage intestinal remonte donc à la nuit des temps. C'est une technique simple, ni arriérée, ni périmée, qui constitue un geste d'hygiène, indispensable au maintien d'un bon état de santé. Il est donc conseillé à toute personne comme une hygiène de vie et en prévention de bons nombres de maladies. Mais c'est également une technique très efficace pour aider les personnes atteintes de maladies chroniques dégénératives à stabiliser, voire guérir de leur maladie, en complément du reste du traitement.

Méthodes

Nous allons décrire 4 méthodes pour faire une hydrothérapie. Car nous avons :

1 - l'hydrothérapie faite par un spécialiste (un hydrothérapeute) que l'on appelle Soins d'hydrothérapie en Cabine

2 – L'hydrothérapie semi-automatique faite à la maison

3 – le lavement fait également à la maison avec un bock à lavement acheté en pharmacie ou en ligne sur les places de marché

4 – le lavement fait enfin à la maison avec un bock à lavement fabriqué soi-même

1 – SOINS D'HYDROTHÉRAPIE EN CABINE

Après avoir consulté un hydrothérapeute et répondu à un questionnaire, le patient pourra se rendre dans une cabine où le spécialiste lui expliquera le déroulement de la séance.

La personne qui reçoit l'irrigation s'allonge sur une table. Le thérapeute lui introduit une canule dans le rectum avec une entrée pour l'eau et une sortie pour les matières fécales. Il effectue, avec l'aide du patient, des bains successifs du gros intestin avec des temps de remplissage et de vidange.

Durant toute la séance, le thérapeute pratique un massage abdominal permettant ainsi une bonne décontraction de l'abdomen et le décollement des résidus collés aux muqueuses. Cette pratique qui associe le massage et l'hydrothérapie est beaucoup plus douce qu'un lavement traditionnel.

Cette séance d'irrigation peut durer en moyenne 60 minutes, mais cela varie le plus souvent d'une personne à une autre.

Une séance d'hydrothérapie n'occasionne pas de douleur, sauf en cas d'état inflammatoire aigu. En général, on peut ressentir un certain désagrément lors des spasmes d'évacuation et une envie d'aller aux toilettes quand le rectum est plein.

Dans de rares cas, le patient peut avoir des nausées, mais le plus souvent celles-ci s'estompent pour disparaître complètement après l'irrigation.

Après la séance, on peut observer chez certaines personnes un état euphorique ou au contraire une très grande fatigue ou des maux de tête. Ce sont des réactions normales de l'organisme, variant selon le type de personnalité et/ou l'état de l'organisme (plus ou moins intoxiqué).

Lors d'une irrigation, il n'est pas nécessaire de se dévêtir. Une large serviette recouvre entièrement le bas-ventre et les jambes. Par ailleurs, il n'est pas obligatoire d'être à jeun. Cependant, l'irrigation du côlon sera plus complète et efficace si les deux ou trois repas qui la précèdent sont composés de fruits ainsi que d'aliments riches en fibres, puisqu'ils accélèrent le transit intestinal.

La fréquence des séances dépend de l'état de vitalité de la personne et si besoin, doit ou peut être évaluée par le médecin. Il est conseillé de faire plusieurs séances rapprochées si l'on n'avait jamais fait par le passé un tel traitement, trois jours de suite étant l'idéal, ou de les espacer de plusieurs jours sur la semaine. Un résultat se faisant rarement sentir dès la première séance, mais souvent après trois séances.

L'irrigation du côlon permet une détoxination de la muqueuse intestinale. Des vers intestinaux insoupçonnés peuvent être ainsi mis en évidence. L'irrigation du côlon permet de se sentir "propre" et comme remis "à neuf" et "léger". Les ballonnements, gaz, gênes diverses disparaissent. Non seulement le patient se sent en meilleur état sur le plan digestif, mais encore les organes de voisinage (vessie, utérus, ovaires, reins) n'en seront que plus à l'aise. Il s'agit d'une véritable cure de décrassage et de purification.

Cette alimentation trop riche en sucre et en protéines que nous avions longtemps adoptée a modifié la flore normale de l'intestin et a favorisé le développement d'une flore de putréfaction pathogène agressive pour l'organisme par les toxines qu'elle contient. Cet état a des répercussions sur l'état de santé général et peut contribuer à générer et/ou aggraver les maladies. Ainsi, la simple correction de l'alimentation ne suffit plus et donc les irrigations et lavement du côlon peuvent aider et soulager.

A titre d'information, une séance d'hydrothérapie en salle faite par un spécialiste coûte environ 100 euros.

2 – HYDROTHÉRAPIE A LA MAISON

1 – Un appareil électronique conçu pour l'hydrothérapie

Il a été en effet mis au point par des ingénieurs des appareils électroniques à usage simplifié pour faire de l'hydrothérapie à domicile

Ce sont des appareils qui regroupent l'ensemble des fonctions et des facilités que l'on trouve sur les appareils d'hydrothérapie professionnels en cabine ou en milieu hospitalier. Il permet de lever toutes les barrières d'ordre pratique qui, jusqu'à présent et pour beaucoup de personnes, rendaient cette pratique difficile.

Ces appareils représentent une extraordinaire avancée technologique pour pouvoir faire les soins d'hydrothérapie à domicile.

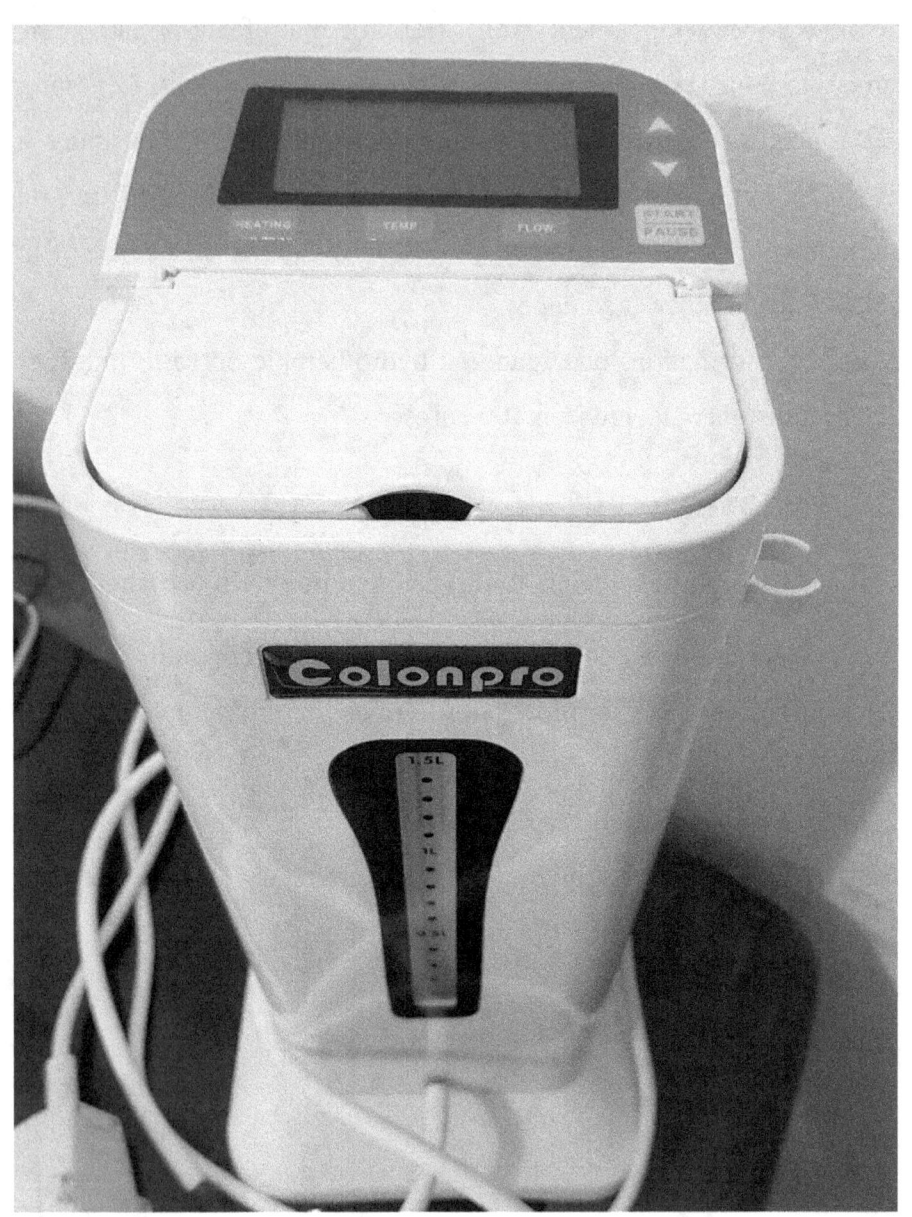

Avantages

C'est du matériel qui ne nécessite aucune ou presque pas d'installation particulière dans vos toilettes : il suffira juste de le brancher à une prise de courant.

Il est léger: Il ne pèse que 2,3 Kg et peut aisément être déplacé d'un endroit à l'autre.

Il s'utilise directement à côté des toilettes habituelles, sans aucune modification sur celles-ci.

Facile et sans aucune douleur, sa canule incurvée à forme ergonomique permet de l'utiliser en restant soit assis sur ses toilettes, soit couché la canule dans le rectum.

La canule est non-intrusive; elle ne doit pas pénétrer dans l'anus, mais simplement être posée devant l'anus afin de permettre l'introduction du jet d'eau.

L'eau qui est introduite dans le corps est filtrée à l'aide d'un filtre minéral, et stérilisée aux UV. Ainsi l'eau utilisée pour l'hydrothérapie est débarrassée d'éventuels composants indésirables.

Facile d'utilisation, un grand écran LCD sur le dessus de l'appareil permet le contrôle intuitif de toutes les fonctions à savoir le réglage de la température de l'eau, le réglage du débit de l'eau et la quantité d'eau.

Conçu avec les normes de sécurité, la partie électrique est séparée de l'eau par une épaisse cloison 100% étanche. Une alarme retentit et arrête l'appareil en cas de surpression d'eau ou de température d'eau trop élevée.

Leur procédé d'injection d'eau permet d'atteindre toutes les parties du côlon et ne laisse aucune partie non irriguée.

Par exemple, pour une personne mesurant 1,75 mètre, un volume de 1,5 litre d'eau environ sera nécessaire afin d'atteindre toutes les parties du côlon; depuis le sigmoïde, puis le côlon descendant, puis le côlon transversal, pour finir par le côlon ascendant.

Lors de chaque séance d'hydrothérapie plusieurs bains peuvent se faire afin de parfaire l'irrigation, comme par exemple, un premier bain de 0,5 litre, puis un second bain de 1 litre, et enfin un dernier bain de 1,5 litres.

Il existe plusieurs de ces matériels en vente dans les magasins spécialisés ou sur les places de marché en ligne.

2 – Lavement intestinal à l'aide d'un bock à lavement

Contrairement à l'hydrothérapie□□ du côlon en cabine qui permet de faire circuler de l'eau dans l'intégralité de votre gros intestin qui mesure en moyenne 1m60, le lavement intestinal ne permet d'atteindre que les 30 premiers centimètres environ et continue progressivement en profondeur lors des prochaines séances.

C'est de toute façon un très bon début et c'est bien mieux que de ne rien faire du tout.

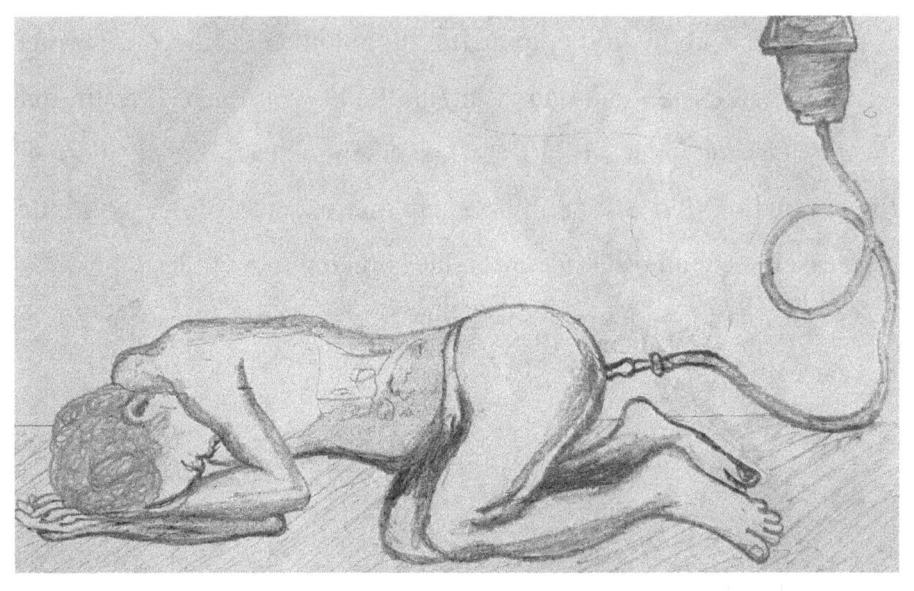

Lavement à domicile à l'aide d'un bock à lavement

COMMENT FAIRE LE LAVEMENT INTESTINAL MAISON ?

Étape 1 : Procurez-vous un bock à lavement

Certaines personnes diront, par mesure de précaution et de prudence, que lorsqu'il s'agit de toucher à l'intérieur du corps, mieux vaut faire confiance à des professionnels qui utilisent du matériel spécialement adapté. Et ils auraient raison.

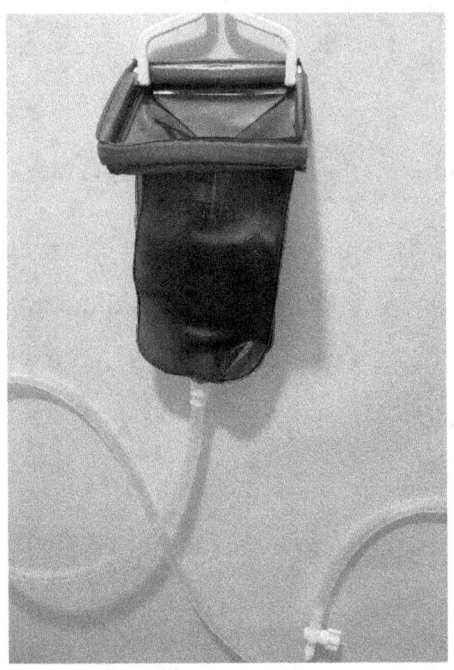

Kit de lavement

Ici, nous allons nous procurer d'un kit de lavement qui est déjà semi-Professionnel.

Les kits de lavement se vendent en pharmacie et sur les places de marché en ligne.

On les trouve sous les noms de :

    1 - kit de lavement

    2 - bock à lavement

    3 - Enema en anglais

Les kits de lavement ressemblent à la photo ci-dessus.

Étape 2 : Du choix de l'endroit pour le lavement

La salle de bain est essentiellement la pièce choisie par la plupart des partisans du lavement intestinal maison, d'autant plus que l'on a le WC à proximité. La salle de bain permettra de s'allonger tranquillement (si elle est assez grande) et d'aller aux toilettes à l'issue du lavement.

On s'allonge confortablement dans la salle de bains en disposant une serviette au sol.

Toutefois il y a plusieurs écoles. Certaines écoles adoptent d'autres positions

Étape 3 : Montage du Kit de lavement

Que vous ayez acheté votre kit de lavement intestinal en pharmacie ou sur Internet, vous devrez le monter vous-même. Soyez sans aucune crainte, c'est un jeu d'enfant !

On vous conseille bien sûr de suivre les instructions de la notice d'utilisation de votre bock à lavement, car il existe des subtilités d'un kit à l'autre.

Si vous utilisez un kit réutilisable, il est recommandé de nettoyer la canule et le tuyau avec de l'eau chaude et du savon.

Pour remplir la poche, nous vous conseillons d'utiliser de l'eau minérale achetée au supermarché ou en pharmacie.

Faites chauffer de l'eau à 37- 40 degrés environ et remplissez la poche, qui contient en général 2 litres.

Évacuez l'air du tuyau en faisant couler un peu d'eau dedans, jusqu'à ce que l'eau s'écoule. Cela évitera de commencer par injecter de l'air dans votre rectum, alors même que l'on cherche justement à évacuer celui qui est déjà à l'intérieur du corps !

Étape 4 : Procurez-vous un lubrifiant

Afin de faciliter l'insertion de la canule, nous vous conseillons de la lubrifier. On peut se procurer un lubrifiant à la pharmacie.

Toutefois, pour rester naturel on peut également utiliser le beurre de karité bio ou l'huile de coco.

Lubrifiez l'ensemble de la canule, le début du tuyau et le bout de l'anus, pour vous assurer que tout glissera avec douceur !

Étape 5 : Fini la mise en place

Vous êtes maintenant prêt à commencer votre lavement intestinal maison !

Pour cela, vous devez insérer la canule dans votre anus et il existe alors plusieurs méthodes

- Certaines écoles proposent de se coucher sur le côté droit, côté du foie afin de l'irriguer également. Ainsi on insère la canule dans l'anus avec la main gauche.
- Certaines autres écoles préfèrent la position fœtale, sur le côté gauche, en glissant la canule grâce à la main droite.
- Vous pouvez aussi vous allonger sur le dos, replier vos genoux sur votre buste et insérer la canule avec n'importe laquelle de vos mains.

Étape 6 : Le temps est venu d'introduire de l'eau dans le côlon

Le plus essentiel et délicat est fait en positionnant la canule, Il s'agira maintenant de libérer l'eau en desserrant le robinet ou le clapet selon votre kit de lavement intestinal.

La poche de lavement étant en hauteur, la force de gravité fera alors descendre l'eau.

La hauteur idéale pour suspendre le bock sera de 1,5m au-dessus du sol.

L'eau s'écoulera alors tout doucement à l'intérieur du côlon.

Les choses sérieuses ayant commencé, il faut tout faire pour garder l'eau le plus longtemps possible dans le côlon, idéalement 15 minutes après la fin de l'écoulement de l'eau!

L'envie d'aller aux toilettes deviendra très forte, très pressante, la sensation étant assez proche de celle que l'on ressent lorsque l'on fait une diarrhée.

Confortablement allongé dans la salle de bain, dans la chaleur de la salle de bains, faites de profondes respirations.

Étape 7 : Massage du ventre pendant le lavement

Il se trouve qu'il existe une astuce importante que l'on recommande pendant le lavement intestinal et qui présente aussi l'avantage d'aider au décollement des matières : masser le ventre dans le sens des aiguilles d'une montre.

C'est ce que font les spécialistes lors des hydrothérapies du côlon, et c'est à la fois très agréable et cela aide beaucoup au décollement des matières dures, bref au désencrassage du côlon.

Etape 8 : Ultime moment : le grand débarras.

Enfin on est pris d'un spasme intestinal si important que l'on ne peut que se lever très rapidement et aller aux toilettes.

A ce moment, le lavement intestinal naturel est terminé.

Il est temps d'évacuer l'eau et les déchets, en retirant la canule très délicatement.

On ne dispose donc que de quelques minutes pour aller jusqu'aux toilettes. Comme évoqué plus haut, il est mieux si les toilettes sont dans la salle de bain pour éviter la course devant toute la maisonnée.

Une fois sur les toilettes, il faut prendre tout son temps pour que l'eau et les déchets sortent.

Personnellement, j'ai mon smartphone et je regarde soit les vidéos YouTube, ou je m'adonne à mes lectures en retard ; Bref prenez le temps de rester sur vos toilettes, pour que l'eau s'écoule doucement. Cela peut prendre plusieurs minutes et il se peut aussi que vous ayez l'impression que c'est terminé et que lorsque vous vous relevez, vous vous rendiez compte qu'il faut vite vous rasseoir ! Du vécu tout simplement

Enfin ! Enfin ! Il est recommandé de regarder dans la cuvette ce que vous avez éliminé. C'est là tout l'intérêt d'un lavement intestinal maison et il serait dommage de ne pas jeter un coup d'œil !

Ne ratez pas ce moment, car vous verrez des choses, des aliments que vous aviez mangé depuis 1, 2, 3, voire 5 ans. C'est simplement extraordinaire, spectaculaire et inimaginable.

Fréquences

L'une des questions qui revient souvent est de savoir à quel rythme on peut s'adonner à l'hydrothérapie du côlon et éviter d'être dépendant?
Il est en principe conseillé de pratiquer un lavement intestinal maison tous les mois ou tout au moins 1 fois tous les 2 mois.
Toutefois, le nombre de séances et la fréquence des irrigations sont très variables, et dépendent de l'état de chaque individu.

Cependant il faut éviter d'en abuser sous prétexte que ce soit un bon soin. Surtout ne pas attraper la maladie des lavements, car ça arrive très vite surtout lorsqu'on se sent très léger après une séance de lavement.

Toutefois, lorsque vous débutez dans le lavement intestinal maison, vous pouvez en faire plusieurs consécutivement. Mais pas plus de 3 en 3 jours, pour se désencrasser après tant et tant d'années de malbouffe.

Par ailleurs, il est recommandé de réaliser, si c'est possible, une hydrothérapie du côlon par an en cabine chez un spécialiste, pour un nettoyage plus en profondeur.

Entretien du Kit de lavement

Il se fait que vous nettoyez régulièrement le côlon, chose que nous recommandons impérativement car il ne nous semble pas possible d'envisager un maintien ou une amélioration de la santé sans cette pratique d'hygiène. Par conséquent vous utilisez régulièrement le kit à lavement à l'eau ou avec d'autres produits. L'on remarque donc qu'au bout d'un certain temps dépendamment de la fréquence d'emploi, le tuyau entre le bock et la canule se couvre de petits dépôts indésirables à cause *de l'ajout du café ou d'autres produits à l'eau utilisée.*

L'on a alors envie de remplacer le bock ou simplement d'acheter un kit d'accessoires pour disposer d'un nouveau tuyau tout neuf.

Je vous propose une solution pour nettoyer vous-même ce tuyau.

Prenez juste un fil de fer au bout duquel vous enroulez du coton. Introduisez le dans le tuyau plusieurs fois pour le nettoyer. Ensuite, désinfectez le tuyau en le plongeant dans une eau bouillante pendant quelques minutes. Le tuyau redevient neuf et prêt à l'emploi.

Néanmoins, si les ressources le permettent, on peut remplacer le bock à lavement tous les 6 mois ou une fois par an.

Bienfaits

L'hydrothérapie du côlon est un soin très important. Considérez le lavement du gros intestin comme une hygiène et une prévention. Si elle améliore les fonctions gastro-intestinales c'est à dire les problèmes de digestion, la constipation, les flatulences, etc., elle apaiserait aussi les règles douloureuses, les maux de tête et certaines allergies. Autre constat de nombreux adeptes: l'organisme étant libéré de ses toxines, la peau retrouve son éclat. Même la diminution du poids s'en trouverait facilité.

Quelques exemples de lavement et leurs vertus

1- Lavement à l'eau simple sans aucun ajout

Les petits soucis de santé qui peuvent motiver à faire du lavement à l'eau simple sont nombreux. Nous nous contenterons juste d'en énumérer quelques-uns :

- ✓ Gaz ou Ballonnements
- ✓ Douleurs, spasmes, troubles urinaires
- ✓ En cas de constipation ou diarrhée
- ✓ En cas de prise de poids
- ✓ Douleurs lombaires
- ✓ Fatigue chronique ou dépression
- ✓ Douleurs et inflammations diverses
- ✓ Affections virales et bactériennes, mycoses
- ✓ Troubles digestifs, respiratoires et circulatoires
- ✓ Vieillissement du corps

2 - Lavement au Café

Gerson est ce Docteur Allemand qui a immigré aux États-Unis, est le premier à mettre au point cette thérapie simple et efficace : le fameux lavement au café.

Le café, on le retrouve dans bien des médicaments antidouleur. Historiquement, ce type de lavement était déjà utilisé durant la guerre de 14 / 18 pour calmer les douleurs intenses des grands blessés, et l'action du café reposerait à la fois sur un effet antalgique immédiat, mais aussi sur une action de détoxication intense au niveau du foie.

En effet, tandis que le patient retient le liquide de l'irrigation dans son côlon pendant une durée suggérée de 12 à 15 mn, tout le sang du corps traverse le foie toutes les 3 minutes (soit 4 à 5 fois en tout) en transportant tous les poisons récoltés dans les tissus. Ceux-ci sont alors relâchés par les conduits biliaires en raison de la stimulation de la caféine.

En réalité, l'intérêt essentiel de ces lavements au café et la raison de leur utilisation dans la thérapie Gerson est leur capacité exceptionnelle à ouvrir les conduits biliaires provoquant l'expulsion rapide des poisons accumulés dans le corps. Il s'agit donc, avec cette pratique d'éliminer les toxines stockées dans le foie.

Beaucoup de maladies se déclenchent suite à une surcharge du foie. Pour de multiples raisons, le foie est souvent intoxiqué, et n'arrive plus à assumer correctement ses rôles essentiels dans l'organisme (plus de 400 fonctions différentes!). Les lavements au café sont donc très importants dans beaucoup de dysfonctionnements de l'organisme, pour ne pas dire la plupart.

Comment faire un lavement au café

- Ajoutez 3 cuillerées à soupe de café biologique à 1 litre d'eau distillée ou d'eau de source et faire bouillir le tout pendant 3 minutes SANS COUVRIR. Cette étape est importante car elle permet à certaines substances irritantes se trouvant dans le café de s'échapper par volatilisation pendant la période de cuisson.

- Après 3 minutes, éteindre le feu, couvrir, et laisser infuser pendant 15 minutes.

- Laisser refroidir jusqu'à environ 37-40°C puis filtrer à l'aide d'un tissu en coton blanc fin

- Se coucher sur le côté droit après avoir lubrifié l'embout du tube (fourni avec votre trousse de lavement) et insérez-le dans l'anus.

- Assurez-vous de vider l'air du tube avant l'insertion.

- Ouvrez la valve.
- Une fois tout le liquide absorbé, retirez le tube.
- Retenez le liquide pour une période recommandée de 12 à 15 minutes.
- Évacuez le liquide dans les W.C.

Simple et peu coûteux, le lavement au café constitue une aide précieuse pour l'ouverture des émonctoires, le nettoyage de l'intestin, la stimulation du foie et de la vésicule biliaire.

En effet, la caféine est un excellent adjuvant pour le foie, et le lavement au café agit sans exciter le système nerveux.

Ce qui est très surprenant, c'est que la sensation de dégagement et le soulagement des symptômes commencent dans les minutes qui suivent.

Autre application intéressante de ce traitement : c'est un antidouleur extrêmement puissant. Les lavements au café étaient déjà utilisés lors de la première guerre mondiale pour calmer les douleurs intenses des grands blessés au combat.

Il est intéressant de remarquer que le café absorbé par la bouche acidifie l'organisme, alors qu'absorbé par l'autre bout du tube digestif, il permet de lutter contre l'excès d'acidité.

3 - Lavement à l'urine

Nous nous contenterons dans cette partie du lavement à l'urine de citer quelques bienfaits de ce lavement tout en survolant ce qu'est l'urinothérapie en attendant le chapitre qui lui est essentiellement réservé

L'urine, en plus d'être un puissant diurétique, résout de façon spectaculaire les problèmes cutanés.
Mais lorsqu'elle passe dans le tube digestif, elle est transformée en glutamine, précieuse pour les systèmes nerveux et musculaires.
En boisson ou en lavement intestinal, l'urine va agir comme laxatif. L'urinothérapie est un processus d'auto vaccination naturelle. Elle sera utile aux personnes boulimiques en régularisant la digestion et en calmant l'appétit.

Méthode pour lavement intestinal

Pour des lavements en toute sécurité, il est conseillé de mélanger de l'eau à l'urine dans la proportion de 2 verres d'urine pour un litre d'eau. Toutefois, il est possible de faire des lavements à l'urine uniquement si elle a été récupérée en quantité suffisante.

Il est très facile de faire entrer de 1 à 3 litres d'eau dans les intestins sans aucun danger. La seule façon d'y arriver est de faire pénétrer très lentement le liquide. Le mélange eau + urine devra être à une température raisonnable de 37-40°C.

Comme en hydrothérapie à l'eau simple, il va falloir lubrifier les embouts des canules pour une pénétration en douceur de la canule.

Les effets bénéfiques du lavement à l'urine se manifestent et se font ressentir très rapidement.

Comme accessoires, on doit pouvoir disposer :

· d'un kit de lavement et accessoires
· d'un nettoyant comme de l'alcool pour pouvoir désinfecter les embouts
. du lubrifiant

Fréquences

Quand on commence pour la première fois, ce protocole doit être pratiqué chaque jour pendant la première semaine.
· Tous les 2 jours pendant la deuxième semaine
· Tous les 3 jours pendant la troisième semaine
· Tous les 4 jours la quatrième semaine ou 2 fois pendant la semaine
· et une fois la cinquième semaine

1. Collectez votre urine en commençant la nuit, jusqu'à ce que vous en ayez assez pour remplir le bock à lavement sachant que les quantités varient d'une personne à une autre.
2. Avant le coucher et au moins 2 heures après avoir mangé, chauffer l'urine à la température de 37°C environ.

S'il n'y a suffisamment pas d'urine, on peut y ajouter de l'eau, toutefois le lavement est plus efficace lorsque l'urine est non diluée.

A partir de ce moment, le lavement se fait comme habituellement, tout en essayant de garder la solution le plus longtemps possible, (12 – 15 minutes) mais si le besoin d'évacuer le liquide est trop fort vous pouvez vous lever et vous asseoir sur les toilettes.

Restez assis aussi longtemps qu'il sera nécessaire pour évacuer tout le liquide et les déchets bien sûr. Puis à la fin prendre une bonne douche, prendre un jus naturel frais et se coucher.

Contre-Indications à l'hydrothérapie du côlon

Malgré sa simplicité, l'hydrothérapie n'est pas recommandé ou mieux ne sera pas conseillé aux personnes souffrant:

1 - D'un état inflammatoire aigu du côlon

2 - Du cancer du côlon récemment opérés

3 - Des interventions chirurgicales du côlon, ou autres opérations récentes

4 - Des ulcères par radiations (rayons ultra-violets, X ou radioactifs)

5 - Des recto-colites (inflammations du rectum et du côlon)

6 - Des états hémorroïdaires importants (à cause de la douleur provoquée par la canule), sinon cela peut être bénéfique

7 - D'insuffisance rénale

8 - Des troubles cardiaques sévères

9 - Des fissures anales graves

10 - L'hydrothérapie du côlon n'est pas conseillée aux femmes durant les 3 premiers mois de grossesse et durant les 2 derniers mois.

En résumé

Le côlon ? C'est notre deuxième cerveau, celui de l'inconscient. Il est tapissé de plus de neurones que le cerveau. C'est aussi notre centre de l'immunité. D'où l'importance de bien le nettoyer... », explique très sérieusement le représentant d'une association.

L'hygiène interne a un impact énorme sur notre santé, notre bien-être et notre aspect. Une fois que vous vous serez fait à l'idée de l'irrigation comme faisant partie de votre hygiène de vie vous pourrez l'utiliser à chaque fois que le besoin s'en fera sentir pour de merveilleux résultats.

Vous constaterez, après une, deux ou plusieurs expériences, que ça ne vous paraîtra pas plus compliqué que de se brosser les dents.

Il vous suffira :

- *d'un petit espace tranquille (salle d'eau, W.C.) où vous pourrez vous isoler et où vous trouverez une évacuation d'eau,*

- *d'un crochet ou d'une poignée suffisamment élevée (environ 1,50m) pour accrocher le bock à lavement,*

- *de deux litres d'eau tiède (eau purifiée ou minérale)*

Et le tour est joué.

BONNE HYDROTHÉRAPIE, BON LAVEMENT DU CÔLON ET BON RETOUR A LA SANTÉ

CHAPITRE 2
NETTOYAGE DU FOIE

Le Foie : Qu'est-ce que c'est

L'organe qu'on appelle le foie et dont tout le monde en parle, le connaît-on vraiment ?

Le foie est l'organe le plus volumineux de tout l'organisme. Il pèse environ 1,5Kg chez l'adulte.

La fonction principale qu'on lui connaît est relative à **la digestion et à la production d'enzymes digestives** (la bile) qui sont déversées dans l'intestin grêle, substances qu'il produit en association avec la vésicule biliaire.

Voilà ce que nous avons appris à l'école, mais c'est mal connaître le foie, organe multifonctions.

Situé dans la partie droite supérieure de l'abdomen, **On lui connaît plus de 300 fonctions.**

Nous allons survoler rapidement les plus essentielles des fonctions essentielles

1-Il est impliqué dans la fabrication de protéines essentielles du sang, notamment celles qui assurent la coagulation du sang, celles qui transportent l'oxygène et celles qui ont un rôle à jouer dans le système immunitaire.

2-C'est le foie qui produit la plus grande partie du cholestérol que l'on trouve dans l'organisme.

3-C'est aussi le foie qui régularise le taux des acides aminés et des acides gras essentiels dans le sang.

4-Le foie est impliqué dans l'élimination des cellules sanguines endommagées et des matières toxiques qui se trouvent dans le sang. Comme c'est le cas pour les reins, le foie filtre les toxines qui circulent dans le milieu sanguin.

5-Le foie sert également à emmagasiner certains nutriments en excès. Lorsque ces nutriments deviennent nécessaires, il les remet en circulation dans le sang.

6-Le foie met notamment en réserve les vitamines liposolubles (Vitamine A, D, E et K). Il met aussi en réserve le glucose sous forme de glycogène.

7-Le foie joue également un rôle important dans la digestion des corps gras. Il produit des sels biliaires qu'il emmagasine temporairement dans la vésicule biliaire. Ces sels sont éventuellement déversés dans l'intestin où ils servent à émulsionner les corps gras, permettant ainsi la première étape de leur digestion par les sucs pancréatiques et intestinaux. La bile, qui contient des sels biliaires, renferme aussi du cholestérol et différents déchets. En étant déversée dans l'intestin, la bile permet donc au foie de jouer le rôle d'un émonctoire et d'éliminer ainsi de nombreux déchets.

8-Le foie est un des organes les plus densément vascularisés du corps humain. Il contient plus de 10% du volume sanguin total du corps, et il est traversé par 1,4 litre de sang en moyenne qu'il filtre à chaque minute (pour un adulte)

Crises de foie

Les maux et petits problèmes que nous ressentons et qui sont parfois liés à un dysfonctionnement du foie sont plus que nombreux.

Des maux qui sont parfois invraisemblablement ou incroyablement lié au dysfonctionnement du foie et pourtant !!!!!!!!!!!!

En termes plus simples des maux et problèmes qu'on ne peut jamais penser être liés ou provenir du dysfonctionnement du foie, et pourtant !!!!!!!!!!!!!!!!!!!!!!

Par exemple un mal de dos. Pourtant le dysfonctionnement du foie peut en être responsable

''**Réveils difficiles, teint pâle, regard éteint, fatigue chronique, lourdeur digestive, manque d'énergie, vertiges, problèmes de vision, problèmes de menstruation, manque d'appétit, envies incontrôlables de certains aliments, flatulences, douleurs du côté droit de l'abdomen, troubles de cerveau, dysfonctionnements** sexuels, épaule raide, froid aux mains et aux pieds, sensation de chaleur excessive et transpiration dans la partie supérieure du corps, perte de cheveux, insomnie et même cauchemars, maux de tête, migraines, poids excessif ou véritable amaigrissement, grains de beauté, cernes sous les yeux, problèmes de genoux, sciatique, dépression, goutte, hémorroïde, cirrhose de foie, diarrhée, maladies du cœur, constipation, difficultés de respiration, maladies de la prostate, problèmes urinaires, évanouissement, engourdissement des jambes, bouffées de chaleur, frissonnement etc....etc....

Des millions de personnes vivent ce quotidien sans forcément penser à la maladie, ou même très loin de penser à un quelconque problème relatif au foie tout en allant à la pharmacie pour se faire prescrire des calmants et l'on ne s'attaque pas à la racine ou à la cause première du mal.

Savez-vous qu'un **foie en souffrance** passe facilement inaperçu? Or pas moins d'une centaine d'affections le menacent. L'**insuffisance hépatique** est la plus commune de ces affections que l'on subit souvent sans le savoir.

Il faut savoir qu'en réalité, le foie malade ne se décèle pas facilement.

Au moment où l'on constate que le foie est malade, il l'est déjà à 75-80 %, et des maladies très graves comme l'hépatite, la cirrhose etc. sont déjà à une étape avancée.

LES CAUSES DE DYSFONCTIONNEMENT DU FOIE

L'une des fonctions essentielles du foie est la production de la bile. La quantité produite devra être de 1,1 à 1,4 litres par jour lorsqu'il s'agit d'un adulte. La bile produite devra être déversée dans les intestins. Tout obstacle à la production de la bile ou la circulation de la bile aura un effet destructeur sur le foie et sur l'organisme dans son ensemble.

Or ce sont essentiellement les calculs biliaires qui entravent ou empêchent la circulation de la bile dans les canules du foie. Ce qui représente un réel danger pour toutes les fonctions du foie.

Alors nous observons quelques-uns des problèmes précités.

''A l'origine de presque toute maladie grave et chronique, de toutes façons, à l'origine de nombreux problèmes de santé, il y a obstruction des canaux biliaires par des calculs. Les calculs biliaires déforment la structure des lobules hépatiques qui sont les unités principales constituant le foie. La circulation de sang en provenance et à destination de ces lobules devient par conséquent de plus en plus difficile. Les cellules du foie doivent réduire la production de la bile pour éviter une pression encore plus élevée dans les canaux biliaires. L'asphyxie prolongée du foie causée par les calculs endommage ou détruit les cellules du foie. ''

En expulsant les calculs biliaires par une série de nettoyages du foie, l'organisme entier peut reprendre normalement ses différentes activités et certaines maladies disparaissent comme par enchantement.

Mais alors il va falloir adopter à l'avenir un régime sain et une hygiène de vie assez équilibrée pour éviter un autre éventuel encombrement du foie.

HISTOIRE DU NETTOYAGE DU FOIE

« Le nettoyage du foie et de la vésicule biliaire est l'une des **approches les plus importantes et les plus puissantes pour améliorer la santé.** Il permet de vous libérer de vos calculs biliaires sachant que, de par notre mode d'alimentation, 95 % de la population ont leur foie complètement encombré et obstrué par des calculs.

Andréas Moritz est ce médecin qui, ayant des soucis de santé, et n'étant pas satisfait des soins de la médecine dite conventionnelle, part à la recherche d'autres méthodes de guérison.

Insatisfait donc par l'approche médicale traditionnelle, Andreas a consacré sa vie à l'étude et au traitement **des causes fondamentales** de la maladie.

Grâce à son **approche holistique**, (L'approche holistique consiste donc à prendre en compte la personne humaine dans sa globalité plutôt que de la considérer de manière morcelée dans une approche centrée sur un organe ou le(s) symptôme(s) d'une maladie), il a obtenu des succès étonnants dans des cas graves où les méthodes conventionnelles de guérison avaient échoué.

Andreas Moritz (Allemagne , 1954 - Etats-Unis , 2012) était un naturopathe , spécialisée dans la médecine ayurvédique , l'iridologie , le shiatsu et la médecine vibratoire, également écrivain et artiste.

Après avoir déménagé aux États-Unis en 1998, Moritz commence à développer son système novateur de guérison appelé Ener-Chi Art. Ce système cible les causes profondes de nombreuses maladies chroniques.

Andreas Moritz est décédé en octobre 2012. Avant de nous quitter, il a publié la version entièrement remaniée de son best-seller, maintenant intitulé en français « L'étonnant nettoyage du foie et de la vésicule biliaire », protocole extraordinaire de santé dont on va parler dans ce livre.

QUELQUES TÉMOIGNAGES EXTRAITS DU SITE[1]

Numéro deux en matière de complexité derrière le cerveau, le foie coordonne et instrumentalise les processus extrêmement compliqués de la digestion et du métabolisme, ayant de cette façon une influence essentielle sur la vie et la santé de chaque cellule dans le corps. En éliminant les obstacles qui empêchent le foie de faire son travail convenablement et efficacement, le corps peut retrouver son équilibre et sa vitalité.

Les protéines sont le constituant principal du tissu cellulaire, des hormones, etc. Le foie est capable de produire beaucoup d'hormones différentes.
Les hormones déterminent la manière dont le corps grandit et guérit. Le foie contrôle aussi certaines hormones, telles que l'insuline, le glucagon, le cortisol, l'aldostérone, les hormones thyroïdiennes et sexuelles.

---

[1]   https://www.babelio.com/auteur/Andreas-Moritz/265302

Prendre des raccourcis en matière de guérison mène rarement à de bons résultats.

D'autre part, beaucoup de troubles gastriques disparaissent spontanément lorsque tous les calculs biliaires ont été éliminés, et que l'on suit un régime sain et une hygiène de vie équilibrée.

La bile, qui est un liquide vert et alcalin, a des fonctions multiples.
Chacune de ces fonctions peut profondément influencer la santé de chaque organe et de chaque système dans le corps.
Elle est nécessaire à la digestion des graisses, du calcium et des protéines, elle sert à maintenir des taux sanguins de lipides équilibrés, à éliminer les toxines du foie, à maintenir l'équilibre acido-basique correct des intestins, et à assurer l'équilibre microbien dans le côlon.
Pour maintenir un système digestif sain et apporter aux cellules du corps la bonne quantité d'éléments nutritifs, le foie doit produire 1,1 à
1,6 litres de bile par jour. S'il en produit moins, cela cause des problèmes

de digestion de la nourriture, d'élimination des déchets et entrave les efforts du corps pour désintoxiquer le sang.
Beaucoup de gens produisent l'équivalent d'une tasse de bile ou moins par jour.
Ce livre soutient la thèse que presque tous les problèmes de santé sont une conséquence directe ou indirecte d'une quantité de bile réduite

Si les graisses ne sont pas absorbées, cela veut dire que le calcium n'est pas absorbé non plus, et qu'il en résulte par conséquent des déficits dans le sang.
Le sang, pour satisfaire les besoins du corps, finit par retirer du calcium des os.
Ainsi la plupart des problèmes de décalcification des os (l'ostéoporose) résulte en fait d'une sécrétion de bile insuffisante et d'une mauvaise digestion des graisses, et non d'un apport insuffisant de calcium par la nourriture.

Beaucoup de gens croient que les calculs biliaires se trouvent uniquement dans la vésicule biliaire. Cette hypothèse, bien que fort répandue, n'en est pas moins fausse.

La plupart des calculs biliaires se forment en fait dans le foie et relativement peu dans la vésicule biliaire.

Les calculs biliaires dans le foie sont, comme vous le verrez en lisant ce livre, l'obstacle principal pour retrouver et maintenir une bonne santé, jeunesse et vitalité. Ils sont, en effet, une des raisons principales pour lesquelles les gens tombent malades et ont du mal à guérir de leurs maladies.

En comprenant comment les calculs biliaires contribuent à engendrer des maladies de tous types, et en prenant de simples mesures pour les éliminer, vous pourrez retrouver la santé et votre vitalité pour de bon.

LE PROTOCOLE D'ANDREAS MORITZ

Débarrassez-vous naturellement de vos calculs biliaires et hépatiques avant que votre médecin vous envoie sur la table d'opération pour vous faire enlever la vésicule ! Le foie est l'organe le plus important de l'organisme. Son nettoyage préventif est un puissant moyen de santé, et a souvent des effets bénéfiques inattendus sur de nombreux symptômes pathologiques...

Faire le nettoyage du foie est simple et ça ne coûte rien...

Avertissement

Ce protocole doit obligatoirement commencer les 6 ou 7 jours précédant la nouvelle lune.

Commencez le protocole de préférence un lundi pour pouvoir le finir le dimanche, jour de repos.

Résumé du protocole

<u>**Matériels**</u>

- 6 litres de jus de pomme de préférence Bio

- 2 sachets de 30 g de sulfate de magnésium dilués dans 3/4 de litre d'eau. Encore appelé Sels d'Epsom, il est vendu en pharmacie **(attention, ce n'est pas du chlorure, mais du sulfate !)**

½ verre d'huile d'olive extra vierge, pressée à froid : 120 ml

½ verre de jus de pamplemousse rose (ou orange et citron) : 120 ml

Marche à suivre

➔ Boire 1 litre de jus de pomme par jour pendant 6 jours, en dehors des repas.

Mangez normalement, tout en diminuant les protéines animales (viandes, œufs, poissons, fromages), qui produisent beaucoup de déchets, et donc encombrent les voies d'élimination que les calculs se préparent à emprunter.

Pourquoi le jus de pomme ?

La pomme contient de l'acide malique qui permet de ramollir les calculs.

➔ A partir du 5ème jour, supprimer complètement toutes les graisses.

➔ Le 6ème jour : boire le jus de pomme le matin et manger très léger. Mais à partir de 14h, aucune nourriture sauf de l'eau.

Vous avez donc bu votre bouteille de jus de pomme avant 14 h…

➔ Entre 16h et 17h, faire un lavement du côlon.

➔ A 18h, boire ¼ de la préparation de sulfate de magnésium (avec éventuellement quelques gouttes de citron pour chasser le goût quelque peu astringent du sulfate de magnésium)

Le rôle de ce breuvage est de dilater les conduits biliaires.

➔ A 20h, 2ème verre de sulfate de magnésium. Préparez-vous pour vous mettre au lit immédiatement après la prochaine prise de boisson.

➔ 21h45, allez aux toilettes pour éliminer tout ce qui est encore possible d'éliminer.

- A 22h, boire le mélange jus de pamplemousse rose / huile d'olive, tout en ayant pris soin de bien secouer la potion dans un shaker ou dans une petite bouteille en plastique de 33cl. Boire la potion en restant absolument debout.

Tout de suite après, se coucher sur le dos, la tête relevée sur l'oreiller, et restez minimum 30 minutes sans bouger. C'est important de se coucher immédiatement sinon, il y aura moins de calculs éliminés.

- Le lendemain matin, au réveil, prenez le 3ème verre (pas avant 6h du matin). Si vous avez un peu de nausée, attendez avant de le prendre. Vous pouvez vous recoucher ensuite.

- 2 heures plus tard, prenez le 4ème et dernier verre du sulfate de magnésium.

Et voilà, il reste plus qu'à attendre les allers retours toilettes - lit

- 2 heures après, vous pouvez commencer à prendre un jus de fruit frais… Une ½ heure plus tard, un fruit, et 1 heure après, mangez normalement (enfin… « normalement » est relatif ! Pas d'excès en tout cas !)

Ce processus d'une semaine devrait être répété tous les mois et toujours en période de lune noire pendant environ 6 à 8 mois pour pouvoir éliminer la majorité des calculs. Ce protocole est considéré comme réussi si les selles émises contiennent des boules verdâtres et souvent odorantes qui sont censés être les calculs qui bloquaient les canules du foie et la vésicule biliaire.

Les effets secondaires sont très rares et pour la majorité des personnes qui l'ont essayé, cette opération est très efficace.

Elles témoignent d'ailleurs d'une amélioration assez rapide de leur état de santé.

NB : Il est bien entendu vivement recommandé et conseillé de respecter scrupuleusement les dosages des produits utilisés car un excès de sulfate de magnésium pourrait s'avérer néfaste pour l'organisme.

Il est aussi absolument recommandé, pour une réussite de la cure, de bien respecter les horaires.

AUTRES PRATIQUES SIMPLES ET NATURELLES A ADOPTER

Le foie et les reins ont des fonctions vitales dans notre organisme, puisqu'ils se chargent de la filtration, de l'absorption des nutriments, de l'élimination des déchets et qu'ils contribuent à la digestion. Avoir ces organes complètement sains et propres signifie que nous jouissons d'une bonne santé.

Lorsque nous avons une **alimentation essentiellement composée d'aliments transformés, pleins de graisse, riches** en sodium et d'autres composés, la fonction de ces deux organes vitaux se détériore, provoquant une accumulation de toxines et de déchets qui apportent de graves problèmes de santé.

Prenons l'exemple simple du sel que nous utilisons tous les jours.

La consommation excessive du sel peut provoquer un déséquilibre dans les liquides du corps, affectant ainsi la santé du foie et des reins. **De plus, le sel est l'une des principales causes de la rétention d'eau, spécialement chez les personnes qui souffrent d'insuffisances hépatiques et rénales.** La rétention d'eau est l'un des problèmes qui peut être à la base des infarctus et des accidents cardiovasculaires. L'idéal est d'ingérer du sodium naturellement dans les aliments et de ne pas l'utiliser comme un ingrédient additionnel.

Il est très important de faire un effort pour consommer des aliments sains sans grande transformation.

La consommation excessive d'alcool provoque des dommages graves tant dans le foie que dans les reins. **L'alcool est l'une des causes de la fragilisation et de la destruction des cellules hépatiques.**

Par conséquent, il est fortement conseillé de réduire la consommation d'alcool pour pouvoir garder la santé du foie et des reins.

LES CONTRE-INDICATIONS DU NETTOYAGE DU FOIE

Les femmes enceintes doivent éviter de faire ce nettoyage du foie et attendre au moins 6 semaines après l'accouchement pour prétendre effectuer un nettoyage.

Il est également déconseillé de le faire durant ses menstruations. En effet, les règles sont une sorte de nettoyage du corps et en effectuer deux en même temps peut fatiguer davantage l'organisme. Sinon dans les faits, il n'y a aucun risque pour la santé, ce sont plutôt des questions de commodités.

En cas de maladie, attendre de retrouver sa santé pour pouvoir commencer une cure.

SIGNES REMARQUABLES PRÉSAGEANT DE LA PRÉSENCE DE CALCULS BILIAIRES DANS LE FOIE

Peau : taches noires et plaques brunes (petites ou grandes) ; rides verticales entre les sourcils ; rides horizontales à travers le haut du nez ; couleur verte ou sombre sur les tempes ; peau huileuse sur le front, couleur jaune de la peau du visage ; perte de cheveux au milieu de la tête.

Nez : durcissement et épaississement de la pointe du nez ; nez constamment rouge ; bout du nez fendu; nez tordu vers la gauche.

Yeux : cernes légèrement jaunâtres sous les yeux ; cernes gonflées sous les yeux ; nuage blanc couvrant le centre de l'œil ; rougeur constante dans le blanc de l'œil ; petites taches de mucus blanc/jaune dans le blanc de l'œil ; épaisse ligne blanche couvrant la périphérie de l'iris, particulièrement la partie inférieure ; perte du lustre et de la brillance naturelle; troubles de la vision.

Bouche : langue chargée d'un mucus blanc/jaune, surtout sur la partie arrière; impressions dentaires sur les côtés de la langue; boutons sur la langue; fissures dans la langue; mauvaise haleine et rots fréquents; croûtes dans le coin de la bouche; taches noires sur les lèvres; lèvres grossies ou épaissies; gencives gonflées, sensibles ou saignantes ; problèmes dentaires.

Mains, ongles et pieds : peau blanche et grasse sur les bouts des doigts; ongles rouge sombre; ongles blanchâtres; stries verticales dans les ongles; protubérance dure sur la partie antérieure du pied; coloration jaune des pieds; cor ou durillon à la pointe du (ou sous) le 4ème orteil; gros orteil courbé vers le 2ème orteil; couleur blanche et surface rugueuse sur les ongles des 4ème et 5ème orteils.

Constitution des selles : odeur âcre, acide ou pénétrante; selles sèches, dures; selles pâles ou couleur d'argile. La couleur normale des selles d'une personne en santé étant verdâtre ou marron

Etc…

DES QUESTIONS LÉGITIMES QU'ON SE POSE AVANT DE SE LANCER

1 – Les calculs biliaires évacués selon cette méthode sont-ils réellement de vrais calculs ?

J'ai bien envie de répondre à cette question par un témoignage édifiant.

Dimitri, 65 ans, France, 25 juillet 2017 :
J'avais depuis 6 mois des nausées et des douleurs coté foie. Mon généraliste me prescrit une échographie. Verdict: "nombreux calculs biliaires dans la vésicule". Mon médecin m'indique qu'il faudrait envisager une ablation de la vésicule car c'est la seule solution. Je tombe par hasard sur un article parlant de la cure de nettoyage du foie et de la vésicule, dite cure de Clarke. Un peu sceptique je me décide à tenter malgré tout cette méthode et me mets en recherche d'une cure organisée par un naturopathe dans ma région. Après 15 jours de jus de pommes (1litre par jour) je fais la cure sur 2 jours. *J'évacue pas mal de choses qui ressemblent à des billes et de la boue.... toujours sceptique, je me dis que ça peut être l'huile d'olive ingérée qui s'est figée ...Bref ... Une semaine après, on me refait une échographie de la vésicule. Verdict*

:"vésicule parfaitement propre; absence totale de calculs."
...plus de nausées, plus de douleurs. Mon médecin n'en revient pas et s'avoue stupéfait. (Depuis il préconise cette cure à ses patients !)
Bien cordialement. Dimitri [2]

2 – Pourquoi le protocole devra absolument commencer au cours de 7 jours qui précédent la nouvelle lune et quelle est la périodicité de ce traitement

Les jours précédant la nouvelle lune sont plus favorables pour se nettoyer et se guérir. Respectez également le temps de pause minimal de 3 à 4 semaines entre chaque nettoyage. Il est fortement déconseillé aussi de laisser le foie seulement à moitié nettoyé pendant une longue période (3 mois ou plus). Ceci peut en effet causer plus de malaises que de ne pas l'avoir nettoyé du tout.

3 - Une personne âgée peut-elle faire le nettoyage du foie ?

Je répondrai à cette préoccupation de beaucoup de personnes par ce bon témoignage que j'ai lu.

---

[2] https://www.agirsante.fr/tous-les-temoignages.html (Lire beaucoup d'autres témoignages sur ce site)

Question: je suis âgé de 76 ans et souffre d'ostéoporose, de troubles digestifs, et plusieurs autres maladies. Est-ce que quelqu'un de mon âge peut encore profiter du nettoyage du foie ?

Réponse

L'âge n'est pas un obstacle pour que le corps soit en bonne santé. Tant que vous respirez, le nettoyage du foie peut aider à améliorer les fonctions du foie et, par conséquent, augmenter l'approvisionnement en nutriments et en énergie des cellules de votre corps. Les personnes âgées répondent très bien au nettoyage de foie et montrent des signes accrus d'énergie, de mobilité physique, de clarté d'esprit, d'appétit, de jouissance sensorielle et une meilleure perception de soi. Outre l'amélioration de leur condition physique et mentale, ils signalent souvent qu'ils ont la sensation de revenir à la vie. Aucune personne âgée ne devrait avoir à mourir d'une maladie déprimante. Si le nettoyage du foie était introduit dans les maisons de retraite et les établissements de soins pour personnes âgées, cela pourrait aider à restaurer la santé, l'autonomie de ces personnes et peut-être même de commencer une nouvelle phase dynamique de vie pour eux.

EN RÉSUMÉ

Le nettoyage du foie représente la procédure la plus puissante que vous puissiez faire pour améliorer la santé de votre corps.

CHAPITRE 3

BAINS DÉRIVATIFS

La détoxification de l'organisme, incontournable pour la santé: une autre méthode

Nous convenons tous que notre organisme est la plupart du temps encombré, surchargé, rempli de produits néfastes, dû le plus souvent:

1 - à notre alimentation, que certains appellent la malbouffe,

2 - à l'alcool que nous ingurgitons au cours de nos soirées festives

3 - au tabac, malgré qu'il est écrit sur les boîtes (nuit gravement à la santé)

4 - aux métaux lourds par rapport à l'air combien pollué que nous respirons et qui est vraiment alarmant et dangereux à certains endroits de la planète (certaines grandes capitales d'Afrique surtout).

Alors, pour se libérer de ces toxines, il faudrait trouver des méthodes simples, naturelles et sans grande complication. C'est l'objet fondamental de ce livre. C'est ainsi que nous avions déjà vu l'hydrothérapie du côlon et le nettoyage du foie. Nous allons étudier dans ce chapitre une autre méthode extraordinaire pour se libérer des toxines: **les bains dérivatifs.**

La médecine conventionnelle ne reconnaît malheureusement pas ces méthodes. Elle les considère comme dépourvues de tout fondement scientifique.

C'est ainsi qu'il sera très rare, voire rarissime qu'un médecin propose une méthode de détoxification si vous allez à une consultation en vous plaignant de mal de dos, de boutons sur le corps, de fatigue, de problèmes de menstruation, de manque d'appétit, de ballonnement, de douleurs, de dysfonctionnements sexuels, d'épaule ou de cou raide, de migraines, etc……

Le médecin va probablement ou sûrement prescrire des antidouleurs, des antalgiques ou des anti-inflammatoires qui calme le mal mais ne s'attaque pas à la cause.

Vous l'auriez constaté, la médecine conventionnelle s'attaque toujours aux symptômes et rarement voire jamais à la cause des problèmes de santé, contrairement aux méthodes décrites ici.

Après les bains dérivatifs, objet de ce chapitre, nous allons poursuivre et découvrir dans ce livre, d'autres méthodes de détoxification de l'organisme telles que le jeûne, l'urinothérapie, le charbon végétal qui est la nouvelle tendance, puis finir par quelques recommandations que nous connaissons tous d'ailleurs que sont la bonne alimentation et les exercices physiques c'est à dire le sport au quotidien.

LES BAINS DÉRIVATIFS, QU'EST CE QUE C'EST

Absolument rien à voir avec le bain de siège de Rika Zaraï, le bain dérivatif est une méthode ancestrale connue de certains peuples et qui est remis au goût du jour par France Guillain. C'est une pratique qui permet de baisser la température du corps qui ne devrait pas dépasser 36°C, soulager les douleurs diverses et supprimer les états inflammatoires et qui enfin permet d'expulser les mauvaises graisses.

Le bain dérivatif est une méthode douce consistant à aider le corps à évacuer les toxines. Le principe étant de refroidir le pli de l'aine jusqu'à l'anus tout en gardant le reste du corps bien au chaud. Enfin, pour plus d'efficacité, il faut qu'il y ait refroidissement et friction simultanément.

Ce procédé permet de recréer un phénomène naturel qui remonte du temps où l'homme vivait en harmonie avec la nature et parcourait de longues distances à la marche. Sous la chaleur, la sueur ruisselait sur son corps atteignant le bas ventre, les poils du pubis puis les plis de l'aine. Aujourd'hui, nos vêtements et particulièrement nos sous-vêtements vont à l'inverse de ce mécanisme naturel et contribue au réchauffement de l'entre-jambe.

Il a été prouvé que le fait de maintenir cette partie au frais permet de réactiver les intestins ainsi que la membrane appelée fascia qui entoure tous les organes et muscles du corps. C'est dans cette membrane que sont stockées les graisses (les bonnes comme les mauvaises).

Le bain dérivatif permet de les remettre en circulation puis de d'évacuer les mauvaises graisses notamment par les intestins.

LES BIENFAITS DU BAIN DÉRIVATIF
Les bienfaits du bain dérivatif sont nombreux surtout si on l'associe à une alimentation saine riche en fruits et légumes.

Le bain dérivatif contribue à l'amélioration de la santé en général et à la disparition de plusieurs symptômes.

En plus d'apporter un bien-être général, il raffermit le corps et harmonise la silhouette. Cependant ne soyez pas surpris si au début des effets inverses se produisent. Il est très courant qu'une personne obèse prenne quelques kilos de plus au début de la pratique des bains dérivatifs et qu'une personne maigre en perde mais la tendance s'inverse très rapidement et les résultats sont finalement pérennes contrairement aux programmes de jeûne habituellement connus.

Vous découvrirez d'autres bienfaits et faits surprenants dans la rubrique **Quelques Témoignages.**

QUELQUES TÉMOIGNAGES

C'est une amélioration de vie extraordinaire

Bonjour

Je me sers depuis plusieurs mois des bains dérivatifs.

Je devrais me faire opérer une deuxième fois pour de l'arythmie car la première opération avait réussi à 80% et j'avais de nombreuses crises très douloureuses.

Une semaine après avoir commencé les bains dérivatifs avec les poches Yokool que je fais matin et soir et parfois dans la journée quand les crises commençaient, les crises ont progressivement diminué et à ce jour j'ai annulé mon opération. Je n'ai plus du tout de crises.

Pour moi c'est une amélioration de vie extraordinaire.

Je pratique depuis 4 ans et c'est très vital pour moi
Bonjour

Cela fait déjà quatre ans que je pratique les bains dérivatifs. Par rapport à mes amies du même âge quelle différence de silhouette et d'énergie. Pas de douleur, moins de rides et sommeil excellent. Anti-stress, il n'y a pas un seul jour où je ne pratique pas les bains dérivatifs.

Les Bains Dérivatifs : je ne pourrai plus m'en passer

Bonjour à tous

J'ai découvert les bains dérivatifs il y a 2 ans, grâce au livre de France Guillain. Je ne pourrais plus m'en passer, récupération après de longue marche bien meilleure si j'utilise cette méthode. Merci

Meilleur sommeil avec les poches YOKOOL

Depuis que je fais les bains dérivatifs avec des poches Yokool mon sommeil est bien meilleur. Je suis ravie et je continue tous les jours lorsque je suis chez moi.

LES BAINS DÉRIVATIFS EN PRATIQUE

Le matériel à apprêter et comment les bains dérivatifs se font

Les poches de gel Yokool ou la méthode D et comment ça se passe

Les poches de gel Yokool, vous les trouverez sur le site de France Guillain.

Les poches de gel Yokool sont les poches authentiques et originales conçues spécialement pour le Bain Dérivatif selon la Méthode France Guillain.

Chères à l'achat, elles sont conçues spécialement pour cette pratique. Après les avoir laissées refroidir au minimum deux heures dans le congélateur, il suffit de mettre un petit tissu autour de la poche ou de la glisser dans une enveloppe vendue également sur le site de France Guillain.

Ensuite, on la glisse dans la culotte.

2h de congélation de poche de gel correspond environ à 20 minutes de bain dérivatif.

3h de bains dérivatifs par jour est une bonne moyenne qui permettra d'obtenir des résultats appréciables, mais vous pouvez les porter autant de temps que vous le souhaitez à condition d'en changer dès que celle-ci se réchauffe. Pour combiner fraîcheur et friction, mettez votre poche en marchant ou en faisant le ménage.

Puisqu'il faut les changer dès qu'elle se réchauffe, il est conseillé d'en avoir 4 ou 6 poches.

La méthode D

Vous avez lu et aimez la méthode France Guillain;

Mais vous n'avez pas de poche de gel Yokool. Vous ne savez pas comment commander ou vous habitez une région où il est plutôt difficile de commander; toutefois vous souhaitez tester ou pratiquer cette méthode, optez pour le système D.

Prenez une petite bouteille (33cl) d'eau pleine que vous mettez au congélateur quelques heures. Puis enroulez-la dans un tissu et mettez-la en contact du périnée, en gardant le reste du corps bien au chaud.

Quand et à quelle fréquence ?

Quoiqu'il y ait quelques indications par rapport aux moments et la fréquence à laquelle on peut pratiquer les bains dérivatifs, il n'y a vraiment pas de limitations quelconques.

Idéalement, pratiquer le bain dérivatif les matins à jeun et attendre une trentaine de minutes avant de prendre le petit déjeuner serait bien.

En cours de journée, pratiquer 30 minutes à 1h avant ou après le dîner ou le repas du soir serait également favorable.

Les meilleurs résultats commencent par s'obtenir en pratiquant 4 fois par semaine. Encore une fois, ce n'est pas limitatif. Laissez le corps s'exprimer. Si la réaction est trop forte, diminuer la fréquence.

Toutefois, on peut aussi procéder par cure:

La première semaine ne comportera que deux séances par jour de 10 minutes chacune sauf le 4e jour, où on fera deux fois 15 minutes. Le 7e jour, essayer 2 fois 30 minutes, ou même 2 fois 1 heure si vous n'êtes pas trop fatigué, car c'est pénible.

Interrompre une semaine et reprendre le même planning la semaine d'après, puis arrêter complètement.

Si vous choisissez la cure, renouveler au minimum 2 fois par an.

Contre-indications

Comme dans toutes méthodes de médecine alternative ou toutes pratiques naturelles pour améliorer la santé, il y a très peu de contre-indications.
En ce qui concerne les bains dérivatifs on pourrait s'en abstenir en de rares cas de:

Grande fatigue suite à une longue maladie : si vous avez été malade pendant un long moment, il serait préférable de s'abstenir de faire le bain dérivatif qui risquerait de fatiguer encore plus.

Opération chirurgicale: il serait mieux d'éviter les bains dérivatifs dans les 6 mois suivant une opération surtout lorsque des implants, broches, vis etc. ont été posés.
Grossesse à risques: il aurait été préférable pour les femmes enceintes qui font souvent des fausses couches d'éviter de faire les bains dérivatifs pendant la grossesse.

En effet, lorsque le repos couché est prescrit durant une grossesse, ou lorsqu'il y a un tout petit risque de perdre le bébé pour quelque raison que ce soit, il serait sage d'éviter les bains dérivatifs pendant cette période de grossesse à risque.

Les Réactions possibles lorsqu'on pratique les bains dérivatifs

Il y a des symptômes ou plutôt des signes de détoxination connus qui surviennent lorsque les organes d'élimination sont considérablement sollicités.
Le bain dérivatif remettant les toxines en mouvement à l'intérieur du corps ne fait pas exception à la règle.
D'un organisme à l'autre, on observe les boutons, un besoin de dormir davantage, probablement une constipation, une prise ou perte de poids, gonflement, irritabilité etc…

Dans ces cas, selon votre ressenti, on peut augmenter ou diminuer la fréquence des bains.

Les bains dérivatifs : plus qu'un remède, c'est une hygiène de vie

CHAPITRE 4
URINOTHÉRAPIE

L'URINOTHERAPIE, QU'EST CE QUE C'EST ?

Appelée aussi Amaroli, eau dorée, et bien d'autres noms selon les peuples qui l'ont adopté, l'urinothérapie est pratiquée dans le monde entier et a sauvé des milliers de personnes. Pour les adeptes de cette thérapie gratuite et simple à mettre en œuvre, l'urine est un divin élixir de santé aux pouvoirs quasiment illimités. Utilisée par voie interne ou externe par divers peuples, l'urinothérapie a des vertus cicatrisantes, antivirales, antibiotiques, d'embellissement de la peau etc...

Cette pratique, parfois dégoûtante pour certaines personnes, cacherait pourtant de nombreux bienfaits. Si ses vertus n'ont pas été prouvées scientifiquement, les adeptes sont convaincus des effets thérapeutiques et de l'efficacité de cette méthode sur notre santé. L'idée est de réabsorber les nutriments qui n'ont pas été assimilés par l'organisme, et qui ont été éliminés à tort par les reins.

Les défenseurs de l'urinothérapie comparent souvent cette pratique à la vaccination qui consiste à injecter dans le corps des substances actives qui vont provoquer une réaction immunitaire de l'organisme et produire des anticorps via les cellules.

Notre corps contient le médecin et le pharmacien les plus extraordinaires qui soient : l'urine. Son utilisation à des fins thérapeutiques constitue une technique de santé totalement gratuite, expérimentée depuis des millénaires, pratiquée par des millions de personnes à travers le monde

Encore faut-il, pour tirer profit de cette méthode, être capable de surmonter une répugnance somme toute naturelle et accepter psychologiquement une thérapie assez peu conforme aux idées reçues. Pour oser l'urinothérapie, il faut remettre en question les dogmes acquis, les idées reçues et les dégoûts inculqués.

Dans le cadre de la désintoxication de l'organisme, l'urinothérapie consiste tout simplement à boire sa propre urine pendant un certain nombre de jours.

LES DIFFÉRENTES UTILISATIONS

LE JEÛNE A L'URINE

Avertissement

Il est fortement recommandé de n'entreprendre ou pratiquer un jeûne quel qu'il soit sur une longue période que sous le contrôle d'une personne qualifiée en la matière ou d'un médecin.

Le jeûne à l'urine

On y distingue deux manières ou plutôt deux catégories de personnes quand on parle de jeûne à l'urine. Il y a les téméraires et il y a les moins audacieux.

Le jeûne à l'urine se fait avec de l'eau de coco (si disponible) de préférence ou de l'eau minérale. En entrant de plein pied dans le sujet, le jeûne à l'urine consistera à commencer par boire le matin à jeun l'eau de coco ou de l'eau minérale et ensuite boire toute l'urine fraîchement émise.

Dépendamment du problème à traiter, ce jeûne peut durer de 1 à 30 jours.

Un jeûne de 1 à 3 jours va désintoxiquer et guérir bien des petits problèmes au-delà même de ce que l'on peut imaginer.

Dans le livre ''**l'Elixir de vie**'', il est conseillé d'associer au jeûne l'hydrothérapie à l'urine.

Lorsque l'on veut s'attaquer à des maladies très sérieuses telles que le cancer, les problèmes respiratoires sévères, l'asthme, l'arthrite, la paralysie, la maladie d'Alzheimer, les problèmes psychiatriques, les maladies cardio-vasculaires et rénales, le diabète etc., le jeûne à l'urine de 30 jours donnera des résultats extraordinaires et très significatifs.

Pendant le jeûne, le patient absorbera toute l'urine qu'il émet en ne buvant que de l'eau de coco ou de l'eau minérale.

On peut garder l'urine de la nuit :

* soit pour faire des lavements le matin suivant

* soit pour la faire fermenter pendant quelques jours pour des massages. Un massage corporel complet avec une "vieille" urine chauffée est très recommandé. Le massage à l'urine est excellent
pour la circulation du sang et permet d'éviter les palpitations cardiaques pendant le jeûne. De plus il nourrit le corps à travers la peau, les éléments de l'urine passant directement dans la lymphe et le tissu musculaire.

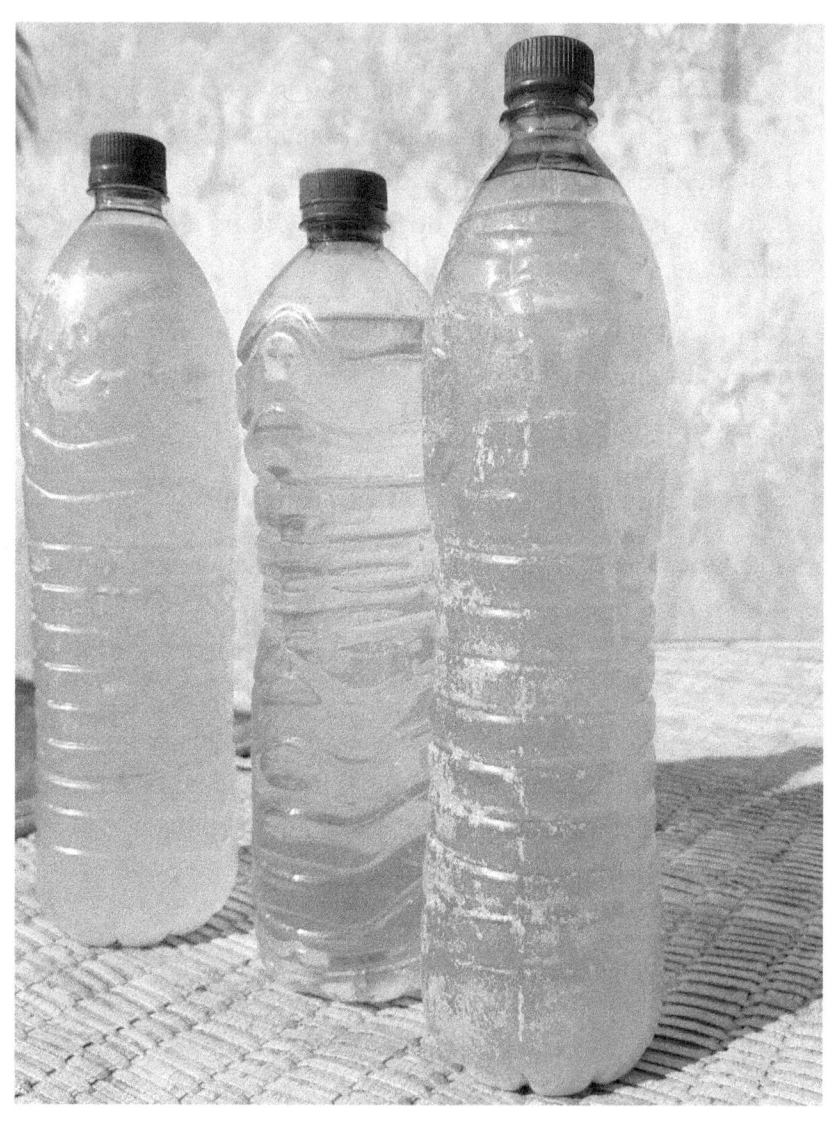

Urine fermentée sur 15-20 jours

Pour des jeûnes plus longs de 10 voire 30 jours, il sera important de respecter quelques règles:

1. Le conditionnement de l'organisme : De toute votre vie, vous n'avez jamais jeûné. Vous devriez commencer par un petit jeûne de 1 à 2 jours. Ce ne sera pas facile; ce sera même difficile. Mais pour l'objectif visé et les résultats extraordinaires attendus, l'effort devra être nécessaire. C'est la seule solution pour habituer votre organisme à faire face à une telle privation.

2. Avant de commencer le jeûne : Préparer votre corps en mangeant uniquement des fruits et légumes crus. Ces derniers contiennent des enzymes et plus de vitamines. Ils sont plus faciles à digérer et leurs fibres nettoient les intestins ce qui facilitera le jeûne. Évitez pendant cette période des aliments gras et lourds. Pendant cette période, augmenter les quantités d'urine que vous buvez.

3. Le jeûne lui-même : Il paraît primordial de déterminer et de retenir le nombre de jours de jeûne à faire. Ceci participe d'une préparation psychologique.

Durant toute cette période, on boira seulement et uniquement l'eau ou l'eau de coco et toute l'urine émise.

Pendant toute la période du jeûne, il est important de se reposer pour permettre au processus de désintoxication de se faire. Plus la maladie à traiter sera sérieuse, plus le jeûne devra être plus long. Des réactions sous forme de diarrhée, de vomissements ou d'éruption cutanée toutefois non inquiétantes pourront être constatées.

4. Après le jeûne : Pour un long jeûne, l'étape de réadaptation à l'alimentation devra se faire sur une période d'une semaine. On conseille de recommencer l'alimentation par le jus d'orange (pressé) ou tout autre jus naturel de votre choix, d'eau additionnée de jus de citron, de raisin ou de pomme. Le lendemain buvez un autre verre de jus de fruit au déjeuner. Puis après vous pouvez ajouter des fruits. Ensuite, vous pouvez ajouter un bouillon de légumes, et progresser vers les légumes, du riz cuit à la vapeur etc.

"On sortira du jeûne avec des jus de fruits pendant un à deux jours, avant de remanger. On continuera à boire l'urine trois à quatre fois par jour."

Jeûne à l'urine alterné

Pour ceux qui désireraient un jeûne qui ne serait pas uniquement basé sur l'eau et l'urine, il s'agirait de prendre un repas léger par jour. On doit tout de même respecter les même règles que le jeûne complet, mais suivez ces conseils que voici.

1. Prenez un repas composé de riz ou de pain complet avec des légumes crus ou cuits à la vapeur ou des fruits, de préférence en fin d'après-midi. Mâchez bien vos aliments.

2. Évitez de manger ou de boire (y compris de l'eau ou votre urine) une heure avant et une heure après votre repas.

Ce jeûne peut être prolongé assez longtemps. Il est donc conseillé en cas de maladies qui affaiblissent considérablement l'organisme.

Vous l'auriez compris en lisant ce chapitre, les téméraires sont ceux qui font ou qui pourraient faire 30 voire 45 jours de jeûne à l'eau et à l'urine et les moins audacieux sont les personnes comme moi qui faisons le jeûne alterné et modéré c'est à dire jeûner la journée et prendre un repas léger le soir ou tout au plus jeûner 3 jours exclusivement à l'urine et à l'eau. Dépendamment des objectifs fixés et des résultats visés, on obtient des résultats satisfaisants dans les deux cas.

LE GARGARISME

Autre bonne pratique de l'urinothérapie c'est le gargarisme à l'urine qui consiste à garder dans la bouche pendant un minimum de 10 minutes l'urine du matin en se gargarisant.

Au nombre des bienfaits du gargarisme, on peut citer l'amélioration très perceptible des problèmes bucco-dentaires à savoir les gencives douloureuses et saignantes, l'haleine puante etc.

L'EMBELLISSEMENT DE LA PEAU

Les résultats ne se font pas attendre. Pour ne pas dire qu'ils sont immédiats. Et plus on poursuit le traitement ou du moins l'application de l'urine fermentée sur la peau, la peau devient douce, d'une très belle couleur, jeune et laisse sans voix.

Faisons fermenter de l'urine sur 8 jours minimum.

Je recueille l'urine et je remplis des bouteilles en plastiques de 1,5 litre que je laisse fermenter pendant une semaine minimum.

Voir ci-dessous les photos d'urine fermentée sur environ 10 jours

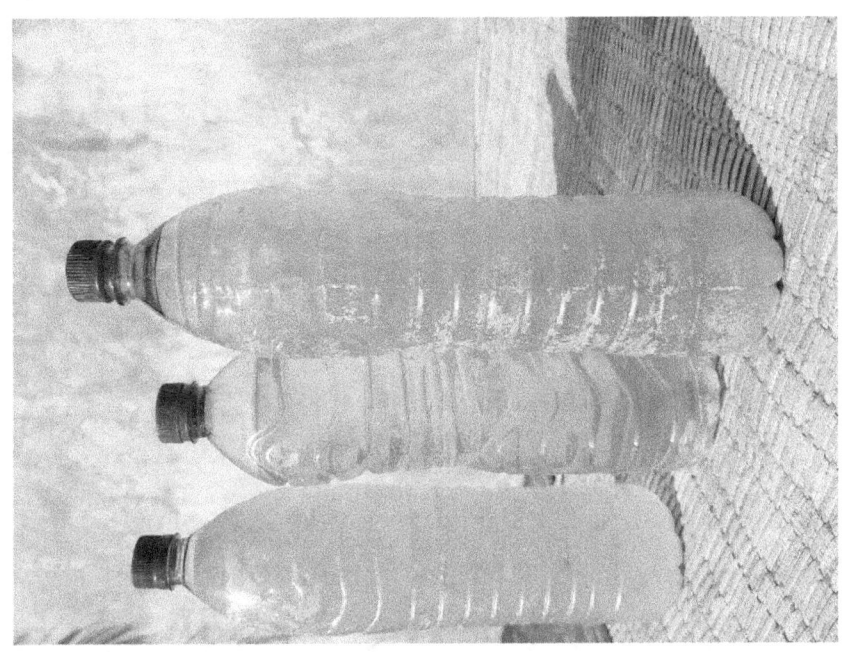

Pour mon expérience personnelle, c'est le soir au coucher vers 21-22h que je m'en sers en un premier temps comme lotion pour me nettoyer correctement le visage.

Puis après je me lave avec une bouteille d'urine fermentée en frottant bien tout le corps et les articulations.

Je laisse sécher 45 minutes voire 1 heure avant de me laver à l'eau simple et parfois au savon.

Faites cette pratique pendant une semaine d'affilée et vous constaterez par vous-même.

Ne perdez plus votre argent chez une esthéticienne ou en payant des produits pour avoir une belle peau.

Je viens de le dire plus haut. Je frotte bien les articulations avec de l'urine fermentée. Cette pratique améliore grandement la mobilité des articulations et évite d'avoir des problèmes d'articulation et surtout de genoux.

HYDROTHÉRAPIE A L'URINE

En début de cet ouvrage, l'hydrothérapie a été étudiée sous toutes ses formes. Il s'agira cette fois-ci de l'hydrothérapie à l'urine pour renforcer les autres thérapies à l'urine. En effet, en associant assidûment le lavement à l'urine et le jeûne, on obtient des résultats extraordinaires, voire la guérison des maladies dites graves pour lesquelles la médecine conventionnelle jette l'éponge.

Comment faire le lavement à l'urine et quels sont les bienfaits que l'on peut attendre de cette pratique ?

Pour les lavements à l'urine, il est conseillé de faire un mélange 50% eau tiède + 50 % urine ; toutefois on peut également, si l'on a recueilli assez d'urine, faire un lavement uniquement à l'urine tiédie.

× Se procurer un bock de lavement en vente sur presque toutes les places de marché.

Celui ci-dessous d'une contenance de 2 litres a été acheté sur Amazon (Juillet 2018)

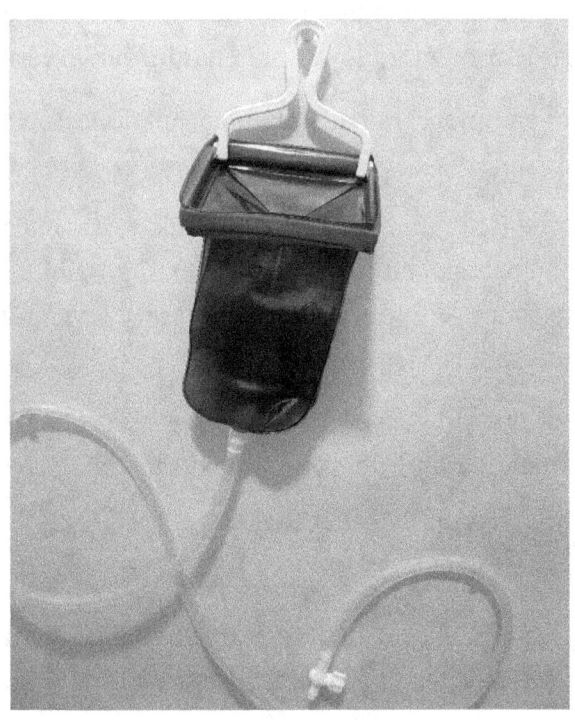

Repérer un endroit pour l'accrocher dans la salle de bain à environ 1,5-2m au-dessus du sol

- Recueillir 1 litre d'urine fraîche dans un bocal
- Prendre 1 litre d'eau minérale et le chauffer à environ 38°C. A cette température, l'eau ne brûle pas le revers de la main.
- Verser l'urine et l'eau dans le bock à lavement
- Étendre une serviette au sol et se coucher sur le côté droit de préférence.
- Lubrifier l'anus et la canule du bock à lavement
- Introduire la canule du bock à lavement dans l'anus et ouvrir le robinet du tuyau qui était jusque-là fermé
- L'eau commencera par s'écouler tout doucement dans le gros intestin
- Lorsque l'eau sera finie dans le bock, rester encore couché pendant environ 15 minutes si possible. Quand les spasmes se feront insupportables, se lever et aller directement sur les toilettes.
- Ne pas être pressé sur les toilettes. Rester tout le temps qu'il faudra pour évacuer le maximum de déchets
- C'est après cela que l'on peut prendre une bonne douche
- Finir cette séance d'hydrothérapie à l'urine en buvant un à deux verres de jus de fruits naturels de votre choix

Attention : Éviter de partager le bock à lavement avec d'autres personnes quel qu'elles soient

A QUELLE FRÉQUENCE FAIRE CES SÉANCES DE LAVEMENT

Si vous faites pour la première fois des lavements

- La 1ère semaine : 1 fois par jour de préférence le matin à jeun
- La 2ème semaine : 1 fois tous les 2 jours
- La 3ème semaine : 1 fois tous les 3 jours
- La 4ème semaine : 1 seule fois dans la semaine

Puis arrêter le lavement pendant environ 2 mois, et continuer en faisant 1 à 2 fois par mois.

Si vous avez déjà l'habitude de faire l'hydrothérapie à l'eau simple

Continuez comme vous le faisiez en intercalant le lavement à l'urine au lavement à l'eau simple.

D'AUTRES PRATIQUES

1 – Les injections d'urine peuvent se faire lorsque boire l'urine n'est pas possible. Mais j'avoue n'avoir personnellement jamais fait d'injection d'urine

2 – Le lavement vaginal: à utiliser en cas d'infection ou d'irritation de l'utérus et du vagin.

3 – Les gouttes dans les yeux et les oreilles : Efficace contre les conjonctivites. Un usage régulier peut améliorer la vue

4 – Inhalation par les narines: En cas des maladies du nez ou du sinus

LES BIENFAITS ATTENDUS

Le cadre de ce livre paraît si petit pour citer les innombrables témoignages des adeptes de l'urinothérapie.

En passant par les tumeurs cancéreuses au sein, au foie, à la bouche etc., les dysenteries, les diarrhées, les eczémas, les brûlures, les rhumatismes, les fatigues, les rhumes, la repousse des cheveux, disparition des cheveux grisonnants etc. beaucoup de personnes ont témoigné de la richesse de cette thérapie.

Comme le disent certaines personnes, on ne perd absolument rien à essayer. Si vous souffrez de quelque maladie que ce soit, essayez l'urinothérapie. Ça ne coûte que le recueillement de votre urine.

Réactions souvent observées au cours de la thérapie à l'urine

Lorsqu'on se met à la pratique de l'urinothérapie sous quelque forme que ce soit, et surtout du jeûne à l'eau et à l'urine, des réactions ne se font pas attendre. On observe, dépendamment des personnes et des organismes:

- des maux de tête
- des furoncles
- la fatigue
- la diarrhée
- les douleurs
- la fièvre
- etc.

Ces réactions d'élimination et de désintoxication, parfois intenses et désagréables s'estompent progressivement et ne durent que quelques jours. Personnellement j'ai observé des furoncles sur le ventre pendant 3 à 4 jours qui ont disparues lors de la poursuite de la thérapie.

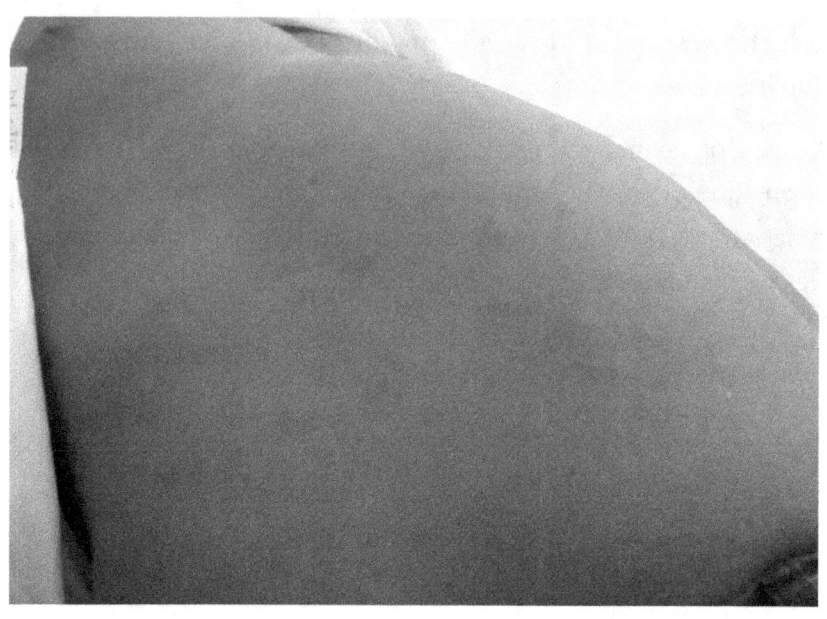

En aucun cas, face à cette situation désagréable de désintoxication, il ne faut pas abandonner la thérapie. Et surtout ne pas aller à la pharmacie pour acheter des médicaments contre quoi que ce soit. Il faut simplement poursuivre le traitement à l'urine et toutes ces réactions disparaîtront progressivement d'elles-mêmes.

Le corps entre en fait dans une phase de désintoxication intense au cours de laquelle sont libérées des toxines accumulées dans l'organisme depuis des années.

MYSTICISME : L'URINE POUR ÉLOIGNER LES MAUVAIS ESPRITS

Nous rentrons ici de plein pied dans le paranormal, le spirituel et l'abstrait qui font aussi partie de la vie.

Dans cette partie du livre, j'emploierai uniquement du conditionnel car je n'ai pas pu vérifier le phénomène quoique j'entende souvent parler du phénomène.

Il existerait en effet des communautés parmi lesquelles des personnes s'adonnent à des pratiques d'envoûtement pour nuire à d'autres ou empêcher leurs projets d'aboutir.

Face à ces genres de situations extrêmement graves, il y a des gens qui soutiendraient qu'il ne faille plus aller consulter un quelconque marabout, féticheur, médium, devin ou sorcier pour se faire désenvoûter.

En pratique, se laver régulièrement avec de l'urine fermentée suffirait à se désenvoûter soi-même, à chasser les mauvais esprits qui vous perturberaient.

Selon certaines personnes qui disent même avoir vérifié le phénomène, il serait conseillé de tremper ses mains dans de l'urine avant de sortir. Ainsi des gens qui jettent les mauvais sorts n'arriveraient plus à vous nuire.

Si vous pensez être victimes d'un envoûtement, que vos projets et affaires ne tournent pas comme vous le souhaiteriez conséquemment à un envoûtement, je pense que vous n'avez rien à perdre à essayer cette pratique.

Vous n'avez qu'à récupérer votre urine, la laisser fermenter 7 à 10 jours et se laver régulièrement avec. Ensuite il ne restera qu'à observer les changements dans votre vie.

Probablement que vous serez désenvoûté si vous l'étiez et vos affaires prospéreront à nouveau.

Je m'y mettrai aussi surtout que se laver avec de l'urine fermentée permet également d'avoir une belle peau sans tâche, sans vergeture, sans boutons etc. En fait, faire d'une pierre deux coups.

QUELQUES TÉMOIGNAGES

1 - GUÉRISON MIRACULEUSE

Un cas de guérison miraculeuse d'une tumeur au sein, déjà grosse comme un œuf de poule, est soutenu par une adepte de l'urinothérapie. La malade refusa toute opération, opta pour le jeûne. Elle se mit à boire sa propre urine et à se faire masser les seins par son mari, deux heures par jour, avec son urine à lui. En dix jours, la tumeur avait disparue.

2 – CANCER DES INTESTINS

« En 1988, je souffrais d'un cancer des intestins, du foie et du système lymphatique. En trois mois, j'ai subi trois opérations des intestins, dont j'en suis sorti n'ayant que la peau sur les os. Pour le foie et les glandes lymphatiques, on m'a proposé une chimiothérapie, que j'ai refusée. Les anesthésies, les antibiotiques et les médicaments postopératoires m'avaient ravagé, et j'avais commencé à perdre mes cheveux par poignées.

J'ai remercié Dieu intérieurement, sachant que ce que j'avais lu me guérirait totalement si je l'appliquais à ma propre situation. J'ai décidé de ne pas en parler à mon médecin ou à qui que ce soit jusqu'à ce que je me sente totalement guéri. Je ne voulais aucun découragement ni aucune influence négative. J'ai persévéré dans la méditation et la relaxation et continué à boire les jus végétaux que je consomme régulièrement. Pendant trois mois, je me suis nourri de beaucoup de salades et de légumes, sans viande, ni aliments cuits, ni produits laitiers, huiles ou matières grasses afin de guérir mon foie. Tous les jours, je me suis massé tout le corps, y compris le crâne et le cuir chevelu avec mon urine. Je faisais cela l'après-midi et prenais ma douche le lendemain matin. Pendant la nuit, tôt le matin et entre les repas, je buvais jusqu'à huit verres de ma propre « eau de vie » par vingt-quatre heures.

Neuf mois plus tard, je suis allé chez le médecin ayant l'air et me sentant en très bonne forme, ce qui fut pour lui une grande surprise. Il me croyait déjà mort. L'analyse de sang a montré qu'il ne restait plus aucune trace de cancer. » **Mme T. A., Australie**

3 – TUMEUR AU SEIN

J'ai entrepris l'urinothérapie à cause d'une tumeur au sein datant de plusieurs années. Je bois six verres d'urine par jour et je l'utilise en frictions. De temps à autre, je jeûne pendant deux ou trois jours et une fois ou deux, cette cure a provoqué des vomissements. La nuit, j'utilise aussi l'urine en compresses. Les premiers résultats ont été extraordinairement convaincants. La taille de la tumeur a diminué, la peau de ce secteur a retrouvé sa couleur, l'état de mon sang s'est amélioré et selon l'échelle de Touch of Health, mes niveaux d'énergie se sont élevés, alors qu'ils étaient très bas auparavant. Ma peau et mes cheveux se sont visiblement régénérés. Mes yeux vont mieux, ainsi que mes oreilles : je les masse avec mon urine et y injecte quelques gouttes. En revanche, la thérapie ne produit pas d'effet laxatif de sorte que de temps à autre, je me fais un lavement. Malgré tout, il semble maintenant que je n'obtiens plus d'amélioration sensible, bien que je persévère dans la même voie. Pendant la première semaine, j'avais éprouvé une profonde aversion pour l'urine et je m'étais interrogée sur son efficacité. J'ai dépassé ce stade et je me rends maintenant compte que l'urinothérapie n'est pas aussi simple que je l'avais cru d'abord.

J'en parle régulièrement autour de moi, en particulier pour les troubles de la peau. Les gens sont plus prêts à expérimenter avec l'usage externe qu'avec l'usage interne. Quand j'entends leurs réactions, je pense souvent que si l'urine est aussi efficace en traitement interne qu'elle l'est en usage externe, c'est vraiment un remède fantastique. » **Mme R. Y., Belgique**

UNE PRATIQUE CONTROVERSÉE : QUE DISENT LES ANTI-URINOTHERAPIE ?

Des médecins mettent en garde contre cette pratique, car boire son urine pourrait comporter des risques d'intoxication, à consommer donc... avec modération !

Notre urine contient 95% d'eau, 2,5% d'un mélange d'oligo-éléments, de sel, d'hormones et d'enzymes et 2,5% d'urée. C'est justement cette urée qui peut être toxique.

Anne-Claire Meret, naturopathe : « C'est aller contre nature »

« L'urine est un mélange de déchets, et certains de ces déchets sont des poisons que le corps rejette. Je pense que l'on pourrait boire notre urine si notre vie était totalement saine et que l'on n'était pas du tout en contact avec des toxines (zéro sucres, aucun stress, consommation d'une eau parfaite). Mais avec la vie que nous menons aujourd'hui, cela me semble impossible. Boire son urine fatigue plus qu'autre chose notre organisme car on lui redonne des déchets qu'il a sorti, on ne fait que le renouveler en déchets. En application locale, si on a vraiment rien d'autre sur soi, en pleine nature, pourquoi pas, mais nous avons tellement d'autres produits qui sont pures et propres bien plus adaptés pour notre corps. Je pense par exemple à l'argile, aux huiles essentielles, au bicarbonate de soude, qui sont des produits faciles à trouver et peu onéreux. L'urinothérapie c'est aller contre nature : si ces choses sont expulsés par notre corps, c'est qu'elles devaient sortir tout simplement ! »

Dans son livre « Le rein a bon dos » (Éditions JC Lattès), le physiologiste André Giordan est plus mesuré : « Bien qu'aucune étude sérieuse n'a été entreprise pour confirmer son réel intérêt », le fait de « faire amaroli » n'aurait pas d'effet néfaste, « du moins à dose limitée ».

EN RÉSUMÉ

Chacun devra faire sa propre opinion de cette thérapie. L'expérience a montré que presque toutes les maladies sont améliorées ou guéries par l'urinothérapie et ne présente aucun risque d'intoxication. Simple et sans aucun examen médical, on peut avoir recours à cette thérapie pour:

- le massage: pour soulager les différentes douleurs et procurer un bien-être
- le cataplasme
- l'inhalation
- gouttes de collyre pour les yeux en ce qui concerne l'urine fraiche

- la cicatrisation : l'application de l'urine sur une blessure ou sur une brulure apporte un soulagement immédiatement
- ses effets antiviraux et antibactériens
- la réabsorption des nutriments contenus dans l'urine, la réabsorption des nombreuses hormones se retrouvant dans l'urine, la réabsorption d'enzymes,
- ses effets immunologiques

Sans prétendre à l'exhaustivité, on a vu que l'utilisation de l'urine remonte à la nuit des temps. Grâce à ses vertus tant émollientes que blanchissantes, elle a connu diverses utilisations dans beaucoup de domaines à commencer par celui de la santé, tant en usage externe qu'en usage interne.

Une fois la répugnance dépassée, cette utilisation empirique et non moins pertinente de l'urine a pu combattre bien des maux avec efficacité et en explique sa durée durant des siècles. Cependant elle n'a pas échappé aux abus et ses indications ont généralement été plus proches de la médecine populaire qu'académique.

CHAPITRE 5
LE JEÛNE THÉRAPEUTIQUE

Le jeûne thérapeutique a été depuis la nuit des temps l'une des méthodes de désintoxication que les hommes ont pratiquée et qui donne des résultats appréciables. Il a donc toute sa place dans l'arsenal de désintoxication au même titre que les autres méthodes déjà étudiées s'il est pratiqué ou du moins encadré par des professionnels compétents en la matière.

Toutefois, il est possible de jeûner simplement, sans surveillance médicale, lorsqu'il s'agit d'un jeûne de courte durée. L'objectif dans ce cas étant d'éliminer les surcharges de l'organisme liées au déséquilibre alimentaire habituellement appelé la malbouffe.

Mais qu'est-ce que jeûner ?
Le jeûne consiste à aider le corps à éliminer les toxines et à mieux combattre les maladies, en s'abstenant de consommer de la nourriture pendant une période que l'on a soi-même délimitée.

Faire le jeûne revient à ne boire que de l'eau pendant quelques jours, afin de favoriser la désintoxication et la purification de l'organisme. Cela s'appelle le jeûne total ou continu.

Il existe également d'autres types de jeûnes tels que :

* le jeûne partiel, qui consiste à ne consommer que des aliments liquides comme les jus de fruits naturels, de la soupe ou des bouillons de légumes tout au long du jeûne tout en buvant beaucoup d'eau.

* le jeune intermittent, c'est à dire jeûner un jour sur deux par exemple.

Le jeûne thérapeutique tend à être reconnu dans certains pays comme la Russie qui expérimente cette méthode de guérison où un centre a été créé en Sibérie depuis des années, puis aux États-Unis et à l'Allemagne qui commencent également à disposer d'établissements spécialisés.

LES BIENFAITS DU JEÛNE

Des personnes très avisées comme certains médecins commencent de nos jours à recommander le jeûne thérapeutique pour venir à bout de certaines maladies des plus bénignes aux plus graves.

Des témoignages foisonnent sur le net pour apprécier le jeûne qui a aidé à guérir du cancer et d'autres maladies très graves.

A en croire la théorie du Docteur Valter Longo, Chercheur Italien installé aux États-Unis,

> *« En période de jeûne, nos cellules saines se protègent, elles vont même de mieux en mieux. Elles ont gardé un patrimoine génétique permettant l'adaptation aux circonstances extrêmes, par exemple au manque de glucide pendant le jeûne. Alors que les cellules cancéreuses, elles, ont perdu ce patrimoine génétique et sont dépendantes du glucide. Sans glucide, les cellules cancéreuses régressent, voire disparaissent. »*

En d'autres termes, quand on pratique le jeûne durable (21 à 30 jours), le cancer devrait disparaître.

Incontestablement, le jeûne reste donc un des moyens très puissants pour la détoxification de l'organisme et de la disparition de certaines maladies.

DES QUESTIONS LÉGITIMES A SE POSER AVANT DE SE LANCER

Jeûner pourrait-il avoir des effets néfastes sur l'organisme?

Quels sont risques que l'on peut encourir lorsqu'on jeûne?

Jeûner est-il dangereux?

LES RISQUES DU JEÛNE

Oui, on ne se la cachera pas, jeûner sur une longue période sans surveillance médicale peut s'avérer dangereux.

Le jeûne est préconisé, nous l'avions dit, pour la détoxification de l'organisme. À condition de bien s'hydrater, il est sans danger s'il n'est pratiqué qu'une journée de temps à autre.
Au-delà, il peut occasionner de bien nombreux soucis de santé. Si l'on souhaite entamer un jeûne de 7 à 30 jours par exemple, un avis, voire un suivi médical peut être nécessaire.

Les symptômes qui apparaissent lorsqu'on commence un jeûne de longue durée sont nombreux et il va falloir bien y faire face rapidement pour ne pas entraîner des complications.

• Après quelques jours, le jeûne peut provoquer toutes sortes de symptômes comme un mal de tête, des maux d'estomac, des étourdissements, des nausées, des palpitations, de la fatigue, des troubles du sommeil, de l'irritabilité, des pertes de mémoire, de vertiges, etc.

• Parfois, des troubles du rythme cardiaque et de l'anémie peuvent se développer.

• Jeûner peut provoquer une hypoglycémie sévère, l'hypoglycémie étant la baisse du taux de sucre dans l'organisme. Cela peut mener à de graves complications, en particulier chez les diabétiques.

Bref, des symptômes auxquels il faut rester très attentifs, et songer à interrompre le jeûne si ces troubles sont susceptibles de vous mettre en danger.

Notons qu'il n'est pas recommandé de jeûner pendant le premier mois de grossesse. Cela peut avoir un effet négatif sur l'enfant, comme un poids de naissance inférieur à la moyenne ou plus grave, un risque de handicap mental.

SE PRÉPARER POUR JEÛNER

Le jeûne est avant tout une question de volonté parce que l'on se fixe certains objectifs à atteindre.

Ces objectifs passent par une simple envie de détoxification de l'organisme, ou bien d'obtenir la guérison d'une maladie, etc.

Se décider à jeûner nécessite donc :

1. Un temps de préparation

2. Le jeûne proprement dit

3. Une période dite de retour à l'alimentation

1. Le temps de préparation au jeûne

Elle est indispensable et s'effectue sur un à deux jours. Ce temps préliminaire au jeûne lui-même, doit permettre au corps d'entrer dans les meilleures conditions possibles avant la privation de nourriture.

Il peut être judicieux de faire une hydrothérapie à l'eau simple avant de commencer le jeûne.

Nous l'avons vu en début de ce livre, l'hydrothérapie consiste à injecter dans le côlon de l'eau tiède pour le nettoyer. Quand l'intestin est bien nettoyé, la seconde phase, le jeûne effectif peut démarrer.

2. La phase de jeûne

Il est préférable de débuter la phase de jeûne le soir en s'abstenant de dîner.

Puis on poursuit en buvant soit des tisanes diurétiques non sucrées durant la journée, ou de l'eau toutes les 2 heures. De l'eau minérale uniquement, jusqu'à 3 litres chaque jour.

En respectant ce protocole, progressivement la sensation de faim disparaîtra après le troisième jour de jeûne.

Si l'on sent beaucoup de malaises, il faut boire davantage d'eau, et se permettre parfois d'associer à l'eau des bouillons de légumes ou de la soupe.

Nous l'avions déjà dit, s'il s'agit d'un jeûne durable, il faudra qu'il soit absolument sous surveillance médical ou sous la supervision d'un naturopathe.

Toutefois il faut rompre immédiatement le jeûne si l'on vit très très mal la situation ou bien s'il devient vraiment insupportable.

3. Période dite de retour à l'alimentation

Après un jeûne, surtout de longue durée, la reprise alimentaire devra s'effectuer progressivement:

Le premier jour : le premier aliment à réintroduire sera un fruit frais de saison ou un jus de fruit naturel. Si le jeûne a été de longue durée, 2 à 3 semaines ou plus, il ne faut manger que 3 ou 4 fruits pendant la journée ou bien des jus de fruits naturels.

Le deuxième jour : on pourra ajouter des crudités disponibles de saison

Le troisième jour : on pourra manger plus normalement en introduisant du poisson. Il faut privilégier les aliments non gras et limiter les quantités.

Parmi les gros avantages du jeûne, l'on peut citer la perte de mauvaises habitudes alimentaires.
Il faudra absolument en profiter pour ne pas les reprendre.

EN RÉSUMÉ

Au nombre des meilleures méthodes de désintoxication on peut citer le jeûne thérapeutique. S'il est en outre pratiqué sur une longue durée, il permet de se guérir des maladies des plus bénignes aux plus graves. Favorisant également le bien-être émotionnel et physique tout en régénérant l'organisme, il doit être médicalement encadré.

CHAPITRE 6
Alimentation et Exercices physiques

Après avoir pratiqué la détoxification par l'une des méthodes étudiées dans ce livre, une alimentation saine, accompagnée d'une série d'exercices physiques ou sportives au quotidien, devra limiter à coup sûr les risques de maladies et aider à conserver une bonne santé.

Nous n'allons pas donner ici un cours sur l'alimentation saine à adopter pour une vie sans risque de maladie grave car l'adoption d'un régime alimentaire sain tout au long de la vie contribue à prévenir toutes les formes de malnutrition, ainsi qu'un grand nombre de maladies.

Nous allons juste attirer l'attention sur les fondamentales que tout le monde connaît d'ailleurs.

Nous préférons souvent privilégier le plaisir du palais buccal (gâteaux et pâtisseries, biscuits et barres de céréale, crème glacée et desserts surgelés, chocolat et bonbons, frites et autres aliments de restauration rapide, croustilles de pommes de terre, alcool, boissons aromatisées aux fruits, boissons gazeuses, boissons sportives ou énergisantes, boissons sucrées chaudes ou froides).

En plus, la production croissante d'aliments transformés, l'urbanisation rapide et l'évolution des modes de vie ont provoqué un changement des habitudes alimentaires. Les gens consomment désormais davantage d'aliments très caloriques, riches en graisses, en sucres libres ou en sel/sodium, et beaucoup ne mangent pas suffisamment de fruits, de légumes et de fibres alimentaires.

La composition exacte d'une alimentation diversifiée, équilibrée et saine varie selon les besoins individuels (par exemple selon l'âge, le sexe, le mode de vie et l'exercice physique), le contexte culturel, les aliments disponibles localement et les habitudes alimentaires.
 Mais les principes de base de ce qui constitue un régime alimentaire sain demeurent les mêmes.
Nous vous recommandons pour une alimentation saine le site www.regenere.org qui donne beaucoup de conseils sur la bonne alimentation à adopter pour se régénérer.

La pratique d'une activité physique est très importante pour le bien-être et le maintien en bonne santé du corps.

On sait que les personnes qui se dépensent physiquement ont plus de chance d'éviter diverses maladies, comme le cancer et les problèmes cardio-vasculaires et s'assurent d'une meilleure longévité.

Faire du sport n'est pas une contrainte mais un plaisir qu'il faut adapter à ses capacités.

Il est plus facile qu'il n'y paraît de si mettre.

Après avoir choisi le ou les sports qui conviennent, commencez doucement puis augmenter peu à peu le niveau.

Cette pratique peut se réaliser au quotidien que ce soit à la maison, à l'école, au travail, dans les loisirs ou lors des déplacements.

Pour y parvenir, il est possible de pratiquer de la marche, le vélo, le jogging mais aussi prendre part à des séances organisés comme la gymnastique, la natation, le tennis, l'équitation et la danse ou même des sports collectives.

Faire de l'exercice physique régulièrement pour se maintenir en bonne santé.

Nous venons de parcourir les méthodes naturelles que nous pourrons adopter pour la détoxification de notre organisme.

Exprès nous avons omis le charbon végétal actif qui est l'un des tendances actuelles de détoxification. Nous ne l'avions pas mentionné parce que nous ne l'avons pas encore expérimenté. Nous avons lu beaucoup d'articles sur le sujet. Il parait être une bonne méthode.

Toutes les méthodes que nous avons exposées dans ce livre ont été personnellement expérimentées. Nous ne souhaiterions pas parler d'un sujet, d'une pratique que nous n'aurions pas expérimentée.

Dès que nous aurions pratiqué à fond la thérapie du charbon végétal actif, nous mettrons à jour ce livre en publiant une nouvelle édition.

Nous vous souhaitons bonne détoxification et bonne régénération de l'organisme.

www.ingramcontent.com/pod-product-compliance
Lightning Source LLC
Chambersburg PA
CBHW071604220526
45469CB00003B/1117